张锡纯医学师承学堂

妇科讲记 （第二版）

李静 著

中国中医药出版社

·北京·

图书在版编目（CIP）数据

张锡纯医学师承学堂妇科讲记/李静著．—2版．—北京：
中国中医药出版社，2021.8（2025.3重印）
ISBN 978-7-5132-6751-9

Ⅰ．①张… Ⅱ．①李… Ⅲ．①妇科病—验方—研究
Ⅳ．① R289.5

中国版本图书馆 CIP 数据核字（2021）第 025879 号

中国中医药出版社出版

北京经济技术开发区科创十三街 31 号院二区 8 号楼
邮政编码　100176
传真　010-64405721
北京盛通印刷股份有限公司印刷
各地新华书店经销

开本 710×1000　1/16　印张 13.5　字数 194 千字
2021 年 8 月第 2 版　2025 年 3 月第 2 次印刷
书号　ISBN 978 - 7 - 5132 - 6751 - 9

定价　56.00 元
网址　www.cptcm.com

服 务 热 线　010-64405510
购 书 热 线　010-89535836
维 权 打 假　010-64405753

微信服务号　zgzyycbs
微商城网址　https://kdt.im/LIdUGr
官 方 微 博　http://e.weibo.com/cptcm
天猫旗舰店网址　https://zgzyycbs.tmall.com

丛书再版前言

2007年9月，我的第一本书《名医师承讲记——临床家是怎样炼成的》由中国中医药出版社出版发行。后应出版社刘观涛主任所邀，按中医教科书的模式，用我的思路，用中医传统的四诊八纲辨证论治，再加上我擅长的舌诊，以师生对话的形式还原真实的现场诊治和带教过程，继承、发扬张锡纯先生的中西汇通医学，写成了此"张锡纯医学师承学堂"内、外、妇、儿、皮科系列讲记。

时代不同了，张锡纯先生那个时代衷中参西的一些药物都已经更新换代，而作为现代的中医更要明明白白治病，需要掌握基本的西医知识，夯实中医基础，培养中医思维，才能更好地实现衷中参西。

以中医的病名为例，有的包括几种西医病名，例如"积聚"，包括了西医的多种癌症；有的却只是一个症状表现，例如"呕吐"。这导致现代中医与西医的病名检测结果很难汇通与结合，大众也对很多中医病名不能明白和接受。比如西医的脑血管意外，中医叫"中风"；高血压，中医叫"眩晕"，但很多患者会说"我不晕啊，我就是血压高"；糖尿病西医学分1

型和 2 型，中医叫"消渴"，可能患者会说"我不渴，我就是血糖高"；再比如乙肝，中医叫"胁痛"，而患者会说"我胁不痛，我就是乙肝'大三阳'"。

因此，我用多年来研习张锡纯先生《医学衷中参西录》的理念，结合西医学的检测辨病，尝试用这套讲记与现代中医教科书汇通，与西医学病名、检测方法汇通，实亦为继承发扬张先生衷中参西、中西汇通之志也。

此系列书发行以来，我收到许多中医同行读者的反馈，表示原来读张锡纯先生的书有很多不甚明了之处，读完我写的内、外、妇、儿、皮科系列讲记，再去读张锡纯先生的书便豁然开朗。也有不少读者为了治病四处辗转求医，甚至买了许多中医书自学，最终用这套书中的理法方药治好自己和家人的病，从而慨然改习中医。前来求学拜师者众，有许多读者因购不到我写的这套书而遗憾，更有在某旧书网上高价购买者。而我本人却诚惶诚恐，总觉自己才疏学浅，难以表达张锡纯医学之万一。现得中国中医药出版社刘观涛主任及其团队所邀，将此系列书修订后再版，本人不胜感激！

李　静

2021 年 5 月 1 日于深圳

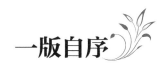

一版自序

　　本书将张锡纯先生《医学衷中参西录》学说与书中妇科病方证论治、医方编、药物编、医论、医话、医案等论融会贯通，按照现代中医妇科学之体系做了新的分类，以中为主，衷中参西，即西医辨病、中医辨病与辨证相结合。

　　师承者，师承张锡纯先生衷中参西之意也。本书于每一病之辨证论治中皆将张先生之方论要点列入其中，力求与现代中医教科书相对应。《医学衷中参西录》书中有通治之方、通治之论，读者宜领会之。于无字句处读书，触类旁通是也！

　　讲记者，讲述自己学习运用、领悟发挥、继承先生之志也，故于每病讲记下分为五个方面：

　　一、"衷中参西概说"，参用西医学病名与相关检测，即衷中参西，张先生之宏愿也。意将西医学辨病与中医、辨病辨证融会贯通。

　　二、"病因病机择要"，中医教科书上病因病机甚为详备，故择要论述。

　　三、"辨证论治"，讲述师承运用张锡纯先生衷中参西之心得体会，力求切中要点。

四、"临证要点"，讲述一病有一病之主方，一方有一方之主药，抓主证、首选方、简便方、单方、验方，衷中参西，衡而通之之要点。

五、"释疑解难"，疑者，是指病情比较复杂，阴阳表里交错，寒热虚实混淆，以致真假难辨。难者，除辨证方面的扑朔迷离之外，还有一部分是目前尚缺乏理想的治疗方法。通过案例辨析，每病证则多问几个为什么，力求"全面还原"诊断的过程、细节、思考！乃至犹疑、失误、反复！

一家之言，谬误之处在所难免，敬请高明指出。希望对师承学习中医、师承学习中医妇科学、读用《医学衷中参西录》者有所帮助。

中医是怎样炼成的？中医原来是这样炼成的！即：不断学习，不断探索，不断进步！

李　静

2010 年 4 月于深圳

目　录

第一章　衷中参西概说

　　中医妇科学是运用中医学理论研究妇女生理、病理特点和防治妇女特有疾病的一门临床学科。中医理论包括阴阳五行学说、脏腑经络学说、气血津液学说、病因病机、四诊八纲、辨证施治等。中医妇科学就是运用这些基本理论，以整体观念为主导思想，系统地研究妇女生理病理特点和特有疾病的病因、病机、症状、诊断、治疗和预防。

　　人体脏腑经络气血的活动规律，男女基本相同。但妇女在脏器方面有胞宫，在生理上有月经、胎孕、产育和哺乳等特有的功能，这就必然在病理上会发生经、带、胎、产、杂病等特有的疾病。

　　中医妇科学传统的研究范围包括月经不调、崩漏、带下、子嗣、临产、产后、乳疾、癥瘕、前阴诸疾及杂病等项。《医宗金鉴·妇科心法要诀》说："男妇两科同一治，所异调经崩带症，嗣育胎前并产后，前阴乳疾不相同。"这是对中医妇科疾病范围的高度概括和总结。

　　本书在总论中简述了中医妇科学的基本原理，包括妇科病的病因病机、诊断要点、治疗原则等。在各论中，设立的疾病有月经病、带下病、妊娠病、临产病、产后病、妇科杂病、前阴病等。

　　衷中参西，即西医辨病与中医辨病、辨证相结合，西医辨病名与中医辨病名融会贯通。师承者，师承张锡纯先生衷中参西之意也。本书于每一病之辨证论治中皆将张先生之方论要点列入其中，原文写于辨证论治之中，力求与现代教科书相对应。《医学衷中参西录》中有通治之方、通治之论。例如"理冲汤"方论，理冲汤治闭经、癥瘕，并治男子劳瘵，一切积聚、气郁、脾弱满闷、痞胀。活络效灵丹治气血瘀滞、疝癖

第一章　衷中参西概说

癥瘕、心腹疼痛、腿疼臂疼、内外疮疡、一切脏腑积聚。十全育真汤可为内科、外科、妇科、儿科之补中有攻之兼备法。内托生肌散可为中医内科、外科、妇科、儿科病需用补、托法时之大法。"伤寒风温始终皆宜汗解说"论伤寒、温病外感治法等论。此即通治方与专治方相结合之意也。《医学衷中参西录》中有与现代中医教科书不相符合者，本书尝试与现代中医教科书汇通，与西医学病名及检测方法汇通，实为充实张先生衷中参西之意也。

《张锡纯医学师承学堂妇科讲记》，是在中医基础理论的基础上，掌握中医妇科学的基本特点，衷中参西，以中为主，立足中医之本。参照西医学辨病之法，为取其所长，用中医之辨证论治，为发扬我中医之长。第一代中西医结合者张锡纯，虽然在很多方面尚未成熟，但他的指导思想和所取得的成就值得我们学习和借鉴。张先生在中西医结合过程中强调"衷中参西"，尝试从基础理论层面上去阐述中西医的结合点，对某些病的病机提出了新的观点。虽然似有牵强之处，但反映了张氏的医学观点，即中西医学不是对立的医学，而是可以通过探源寻本，求得共识和取长补短的医学。其基础理论、诊断学说则散见于各篇之中。故于初学者来说，很难与现代中医妇科学联结起来。我尝试将《医学衷中参西录》与中医妇科学理论及现代中医教科书融会贯通，按照现代中医教科书的体系，将原书做重新分类，力求切中要点，衷中参西，以中为主。

第二章 妇科疾病的四诊要点

师承张锡纯中医妇科学是在中医基础理论整体观念指导下，衷中参西，立足中医，以中医为主，汇通现代科学检测手段，研究如何诊察病情、辨病结合辨证论治的。只有通过西医辨病、中医辨证论治，才能解决西医检测诊断的疾病，才能使中医得以更好地生存和发展。明白了中医整体观念的重要性，明白了中西医结合的必要性，也就明白了中西医结合的必然性。科学在发展，医学在进步，中医要跟上时代步伐，方能立足世界医林，坚持纯中医是故步自封，满足现状，必将被历史所淘汰。因此，传统中医辨证论治与西医辨病论治融会贯通，方为现代中医之方向！

随着时代的发展，现代人的疾病谱发生了很大的变化，而且很多疾病的发生大多呈现患者年轻化和病情轻型化之趋势，某些疾病早期诊断率明显提高，如病原体、病毒导致的疾病及肿瘤等。中医接诊的病人中有许多是经西医确诊但治疗效果欠佳，或病情复杂乃至出现明显毒副反应者。这些患者往往持有西医检测诊断的异常结果，病情痊愈与否又需西医有关检测验证。西医能够检测出来的，为西医之长，不能检测出来的，为中医之长。中西医结合，互取其长，用西医法辨病、西医法治标，而用中医辨证论治法治其本，为衷中参西、以中为主、西为中用、标本同治之法。中医传统之四诊，望诊为首。望诊精当，可得病情之大概也。

望者，望其形色也。我认为面色诊、舌诊为望诊的重要内容，妇科病望形态、面色，特别是舌诊尤其重要，而且需要有正确的验看之法，需明初病验舌苔、久病验舌质之理。故每于诊病之际，必数次验舌，力求验看准确。

作为现代中医临床家，我一直在走中西医结合之路。受近代名医张锡纯之启发，得益良多。临证先用中医传统四诊之望、闻、问、切来辨证，结合西医学之辨病。

一、面色诊

望面色，望面部五官也。凡人五官，与人的五脏相对应。目为肝窍，鼻为肺窍，耳为肾窍，口为脾窍，舌为心窍。病在何官，即可知病在何脏也。五色与五脏相对应，白属肺，赤属心，黑属肾，青属肝，黄属脾。五脏有病皆可表现于面部，面部多属阳明，左颧属肝，右颧属肺。面色如有不该出现的色，可推想出脏腑之病是受何脏腑克制，即五行相克之理。如面白属肺金之本色，虽然有肺病出现但面白为顺，如面现赤色则为逆，因赤色为心之本色，五行相克火克金是也。肝病面现青色为肝之本色，如面现白色则为逆，因金克木，肺乘肝是也。脾病面现黄色为脾之本色，如面现青色则为木克土。心病面呈红色为心之本色，如面现黑色则为水克火。肾病亦然，肾病面黑为肾之本色，面现黄色则为土克水也。古代名医扁鹊见齐侯，一望而知其病在腠理，腠理者，邪在肌表也；又五日，而知其病在血脉；又过五日，而知其病在肠胃；又五日，而知其病已入髓，故有"望而知之谓之神"之说。张锡纯书中载有许多望诊断病的重症案例，读者宜细细领会。

面部望诊主要还有察五官，因为五官是五脏的窗户，因此可从外测知内之五脏病变。先从目论之，肝开窍于目，五脏六腑之精气均可表现于目，而目与脑、肾、肝的关系最为密切。众皆知肝胆病可目黄，眼睛近视则多为肝阴虚，则目所需之血因热而致燥，燥则所需之血不足也。目得血则能视，远视则为阳气不足，精气不能上注于目也。人若脑、肾、肝精气充足，则目光炯炯，眼珠与巩膜黑白分明，视物当明察秋毫。人若衰老或内伤久病者，脑、肾、肝必精气衰少，目乏精光，眼睛呈苍浊色，目光亦昏花。凡目无精光者主肾虚，神经衰弱及妇人脏躁日久不愈者多见。如妇女大出血或内伤出血患者，突然感觉目不明者为阳气脱。糖尿病患者视物不清为津亏液竭、精气俱损所致。不论内伤、外感，目能识人者病轻，目不识人者病重。邪实而目不识人者可治，气血亏虚目不识人者难治也。瞳孔散大，内伤病属神气耗散，外感病属热盛。瞳孔缩小，为脑部血滞或脑髓枯耗、肝肾劳损。巩膜有赤丝、两颧潮红者为阴虚火旺。赤丝深红，满布巩膜为心肝两经实热，淡红为虚热，兼有头痛、目痛为肝火上炎。巩膜现青色为肝经郁热，淡青色为虚热。巩膜发黄为黄疸，主脾经湿热。眼胞肿、目睛黄久为久咳积热或虚热上冲。眼上睑有黑斑、眼眶凹陷，主肝脾有瘀血。眼胞上下有黑晕多为血瘀或久有痰饮病。目珠露出，其人肝气必盛、肝阳多亢。性急心烦、两眼凸出，为甲状腺功能亢进。两目斜视为肝热动风之渐进，进一步会出现四肢抽搐，子痫先兆期多见此现象。戴眼即两眼平均向上视，为邪热入脑，是热性重病危重期的表现。目睛深陷、面容黄瘦无华，为肝脾肾亏损之象，妇人多为久崩久漏。

二、舌诊

《医学衷中参西录》中，张锡纯先生于验舌似有不足，今则试论之。看舌之法，先看其有苔无苔，若舌红赤无苔则阴亏已极；舌两旁有苔、中心无苔、有似红沟，或地图舌，亦属阴亏。正常人舌苔为薄白苔，若苔厚则为胃有停滞，苔白则夹寒，黄则夹热，燥则湿热并重。苔腻而板为邪滞未化，苔腻而腐为邪滞渐化，苔腻如米粉堆积，为邪滞甚重。在外邪病证，苔白而干，可以用攻下法，然又须观其堆积之松紧，紧则为实，松则为虚。虚则用补药可退，实则用攻下之法可退。舌苔色焦属热，若全黑，火极似水，非下不可，然又须审其燥与润，干燥生芒刺，热重无疑，若黑而润，又不烦渴者，属火不归原，急用肉桂、附子回阳，若用寒凉药，则病人危也。

就舌之位而论，则舌尖为心之位，舌尖两侧为肺之位，舌之左侧为肝之位，右侧为胆之位，临床可见肝病患者舌左侧之苔往往厚于右侧；而右侧苔若厚于左侧者，则知其胆囊有炎症也。这种诊法，一般用于内伤杂病。以三焦来分属诊舌部位，舌尖主上焦，舌中部主中焦，舌根部主下焦，这种分法多用于外感病变。舌中间属脾胃，舌中苔厚腻者则胃肠有湿热也。舌根属肾之位，若舌根苔腻者，为肾与下焦有积滞也，此为看舌苔之要点。

从舌质来说，舌乃心之苗，脾脉连舌本，肾脉夹舌本，肝脉络舌本。舌本质红者，属阴虚内热；舌尖红，属心火；舌本质红肿或溃疡疼痛，属心脾积热；舌尖边有红色斑点者，为热瘀滞于内，若舌红且紫者，为瘀热之甚也。若现暗紫斑点者，为瘀血之明征也，若舌边有暗青紫色或暗蓝色者，亦属瘀血。舌边有齿痕，为脾虚，舌体胖大亦为脾虚。舌瘦小者，心血不足也。舌中有裂纹者，为肝气郁滞，裂纹越深，肝之郁滞越重，且多为津亏液涸也，则舌之裂与土地之干旱而裂当相似。然则肝何至阴虚？肝气郁滞，气有余便是火也。肝有郁火则耗阴，久之则肝阴虚也。舌强属痰热，舌卷属肝气欲绝，舌不能言，属肾气不至。舌苔有变，为病在腑，舌质有变，为病在脏也。曾治一78岁老妇病心力衰竭，其舌现青紫蓝色，舌已㖞斜缺失三分之一，经用大剂山萸肉、参、附、山药、白芍、生地黄、丹参、炙甘草，十余剂后，舌之㖞斜复原。故可验证舌尖舌边有凹陷者，非只脾虚，而是心脾肺俱虚，甚则心肝脾肺肾俱损之证。

舌瘦而长者肝病，短而尖者心病，厚而大者脾病，圆而小者肺病，短阔而动、如起如伏者肾病。肝藏血、主疏泄，肝病则血亏损耗，故致舌瘦而长。心主神志、主血脉，心病则血行不畅，故致舌短而尖。脾统血、主运化，脾病则运化功能差，故可现舌厚而大。因此，舌厚而舌体胖大、舌边有齿痕者方属脾虚，若非舌体胖大而厚之齿痕与舌尖舌边之凹陷不可一概认为脾虚也。肺主气、司呼吸，肺病则气衰，故气血不能充盈于舌致舌圆而小。肾藏先天之精，主水、主纳气，肾病则开阖失度，致舌短阔而动，如起如伏。

通过多年的临床观察，从舌质上可辨别病证的虚实寒热。一般来说，虚证的舌质比较松，舌体薄或有凹陷，舌色淡，如女性血崩出血过多或者病程过长，大多见此种舌象；实证的舌体胀、舌质厚、舌色红，属热。舌质以胀大充实为实，舌色以鲜红、深红为热，苔色以老黄为实，实、热则常并见，虚、寒亦常并见。如体松质嫩、舌心有凹缝为虚，但临证亦有实、寒合并的。阴虚偏热的，舌红嫩紫，苔薄或光无苔。实证的，舌体胀大满口，舌质充实，色红或深红。属于寒证的，舌体薄、舌质嫩、舌色淡。舌质干者津亏，润者正常。舌色多紫暗，望之似干，摸之则湿润；气虚津伤者，舌有薄白苔，看上去好像湿润，摸之则燥。舌质不论红、绛，或紫暗、或淡白，总以色泽荣润为好。不论有苔无苔，凡舌质枯萎不泽，都属内伤精血的重症。

舌边有齿印当为脾虚，舌体胖大也属脾虚。地图舌者，多属阴虚内燥。舌中有裂纹者，多属肝气郁滞内燥。肝病患者一旦从淡红舌、薄白苔或薄黄苔转为红绛光剥，则表示肝功能损坏严重。重症感染性疾病、恶性肿瘤、甲状腺功能亢进以及严重的肺、肝、心、肾疾病，常见红绛光剥舌。舌现青紫色者，属血分有病，且多为瘀血证。舌色如西红柿或去膜的猪腰，或干缩的荔枝壳；其外层或洁白如雪花，或呆白如豆腐渣，或如嚼碎的饭粒，或起糜状小点，都是内脏枯萎、精气衰竭的危重证候。

舌面上的苔是脾胃湿热上蒸而生，早晨刷牙时将舌苔揩去，不时又生出即是此理。常人舌上有浮白或浮黄之薄苔一层，夏季则较为黄厚，但并非满布舌面。舌苔白腻，多为脘中满闷、口淡无味、不思饮食，孕妇多见此舌。舌苔黄白厚腻满布或舌中灰黄，多为下焦湿热结滞。舌苔灰黑者多属里热证或实证。苔黑而润，则为阴寒证。女性热病最易生黑苔，为瘀热互结。灰黑苔湿润者多寒，燥裂有纹刺者多热。抽烟的人如苔腻或起燥刺，则不一定是真热，若舌色舌苔如常，舌上有红紫斑点高出舌面者为瘀热，舌质淡唯有红斑点者不可断为无热，必有瘀热于内，若紫暗斑点，则为瘀血之明征。苔黑而舌体僵缩、语言不利，或身重不能转侧、不得眠者则属危重征象。

舌苔无论黄白或灰黑，多数是实证，易治也。若舌质舌形有变化，多为气血亏耗或瘀积的内伤病，甚则为内脏器质性病变。

三、形态诊

形态者，身体的形态，妇科病尤重形态诊。通过观察形态、面色、舌质舌苔的变化可测知脏腑气化功能的变化。现代人由于生活、工作、环境以及服用西药"三大素"等导致不同程度的气血瘀滞。临证所见，除孕妇与严重血崩患者可一望而知外，其他分为气滞血瘀型、肝气郁结型、肝胆瘀热型、肝脾湿热型、阴虚瘀热型、阳虚瘀寒型、风湿瘀燥型、气血两虚型、肥胖瘀积型、肝肾枯竭型。

1. 气滞血瘀型

此型患者面色晦暗，面部有黄褐色斑，口唇青紫，舌淡暗或紫暗，舌尖边有暗紫瘀斑高出舌面，舌下络脉青紫，苔薄白滑，脉多弦涩，重者为结、代脉。久病必瘀之理众所周知，然有因气滞致瘀者，有因瘀致气滞者，有因瘀致虚者，有因虚致瘀者，有因热致瘀者，亦有因寒致瘀者，因燥致瘀者不在少数，因瘀燥致津液耗竭者更非少数也。中医之虚劳为虚中夹瘀、虚实夹杂。仲景《金匮要略》（以下简称"《金匮》"）治虚劳阳虚、阴阳两虚之法甚详且备，张锡纯先生之阴虚劳热诸方、十全育真汤、理冲汤及丸皆为气血瘀滞之良方。我所倡之衡通法是慢性病之兼备法，辨证论治，随证施治，不失为一捷径。

现代病之肿瘤、糖尿病、艾滋病、肺病、心脏病、肝病、肾病、脾胃病、妇科诸病等，无一不存在气血津液耗损，故临证均需视其体质辨病又辨证，总以能令其脏腑经络、气血津液平衡为要。需明气血津液充则无病，气血津液损则有病之理，故有气通血顺，何患之有之说。临证视其面部有黄褐色斑即为气滞血瘀，舌中有裂纹为肝气郁滞、阴虚内燥。舌光无苔为阴虚内燥，津液缺失，舌光无苔、舌面有裂纹为阴虚血涸内燥之极。舌淡极为阳气虚极，舌淡暗有瘀斑为阳气虚极有瘀血之征。舌淡苔白润滑为气虚寒湿，舌淡苔薄为阳气虚而致津亏液燥。舌尖边有暗紫瘀斑为血瘀，有暗蓝色斑亦为瘀。舌红紫、舌尖有红紫斑点高出舌面为瘀滞之火热，舌红紫、舌尖细小红紫斑未高出舌面者为阴虚瘀热内燥。其高出舌面之瘀热用衡通法加黄连解毒汤类清之、散之其效速也，其未高出舌面之细小红斑为阴虚瘀热内燥，则非重用清散之药所能散之，愈之缓也。舌光无苔称为镜面舌，多为津枯液燥、气血衰败之证，为难治。

中医有气行则血行、气滞则血滞、气结则血结、气散则血散之说。可进一步辨证论治是瘀滞在脏腑，还是瘀滞在经络。一般气血瘀滞津液失调的病证大多为气化功能性病变。严重的新陈代谢失常，则多为气血津液耗竭，临证需辨病、辨证结合，从整体观念出发来论治。

气为血之帅，气行则血行。气虚则血行无力，无力则血易停滞，从而产生瘀血；气滞则血凝，凝则成瘀；血寒则气涩，血行则不畅，不畅则血易凝滞成瘀；外伤则血溢于经外，离经之血停聚而成瘀。

瘀血形成后，既会影响血液的运行，又能导致脏腑功能失调而引起各种病证。如瘀阻心络，会出现胸闷、心痛、口唇青紫、脉多结代；瘀阻肺络，可见胸痛、咯血；瘀阻于肝，则见胁痛、痞块、癥瘕；瘀阻于胃，可见呕血、胃脘作痛、大便漆黑；瘀阻胞宫，可致小腹疼痛，月经不调，经闭、痛经，甚至崩漏；瘀在肢体，局部可见肿痛或青紫，甚则活动不利。

尽管瘀血为病繁多，但临床表现有其共同特点：疼痛多如刺如割，且痛处不移而拒按，出血多紫暗而不鲜，或夹带血块；局部表现可见青紫或瘀斑、瘀点，久之可触及肿块，按之不移。治用衡通汤、衡通益气汤、衡通理冲汤、衡通温通汤诸方加减论治，师承张锡纯先生用对证之药一二味以攻病，佐以补药，找出偏差纠而正之，为衡而通之之衡通法。

衡通汤

当归、川芎、桃仁、红花、赤芍、柴胡、川牛膝、枳壳、桔梗、炙甘草、生地黄、炮山甲、三七粉（药汁送服下）各 10 克。气虚者可加人参、黄芪各 12 克；热加黄芩 10 克，黄连 3 克；寒加桂枝、附子各 12 克；有风证可加蝉蜕、地龙、全蝎各 10 克，蜈蚣 3 条，水煎服。

2. 肝气瘀结型

此型患者多偏黄瘦，面部有青气隐隐，面额侧有青筋微露，面部色黄、青、暗黄，或面部有黄褐斑，精神抑郁。月经不调，多为先后不定期，经前乳房与小腹胀痛，经来不畅，经色紫暗或有血块，腹痛甚则不孕。舌质暗，苔薄，舌中间有裂纹，脉来弦滞、弦硬、弦滑、弦紧、弦数者均为肝有气血瘀滞之征，最好再验之于按诊，凡两胁与少腹腹诊有膨胀现象者可断为气血瘀滞。肝主疏泄，气郁、气虚、气滞、气结均可导致气滞血瘀。然后再分析其是虚？是实？阴虚？阳虚？阴阳两虚？还是寒热虚实夹杂？辨为瘀滞重者则需多用疏通气血药，则衡通汤、散为基本方，辅以补助气血之药，如用参、芪、山药、山萸肉，即为衡通益气汤，此即张锡纯先生永立不败之地之兼备法，亦为简捷衡通之法也。气血虚重者则需少用疏通气血药，重用山萸肉、人参、黄芪，阴虚者重用沙参、生地黄、枸杞子、柏子仁等濡润条达之品，阳虚者加用桂、附等温通之药，总以用药与病机相符为要。而肝气郁滞之痊愈与否，可从其舌质上之裂纹与暗紫斑即瘀斑来验证之，即肝气郁滞得愈则舌之裂纹消失也。

衡通理冲汤

人参 10 克，黄芪 10 克，生鸡内金 10 克，三棱 10 克，莪术 10 克，知母 12 克，天花粉 12 克，白术 10 克，炮山甲 10 克，三七粉 10 克（药汁送服下），山萸肉 18 克，炙甘草 10 克，水煎服。

3. 肝胆瘀热型

此型患者面色青黄，面部有红紫斑似痘疮，体形较瘦小，唇舌色红，主诉口苦口干，急躁易怒，头痛头晕，多梦，胸胁隐痛，腰酸尿黄，白带色黄。舌质红紫，舌尖有红紫斑点高出舌面，苔薄黄或薄白，脉多弦或弦数。此型辨证属肝胆气滞，血瘀偏热，每用衡通清肝汤治之。

衡通清肝汤

当归、川芎、桃仁、红花、赤芍、柴胡、川牛膝、枳壳、桔梗、炙甘草、炮山甲、三七粉（药汁送服下）各 10 克，白茅根、夏枯草、蒲公英、金银花、紫草各 30 克，连翘 12 克，羚羊角丝 6 克，水煎服。

4. 肝脾湿热型

此型患者面色黄暗，体形瘦削，疲倦乏力，面部痘疮较为多见，口燥黏腻不渴。主诉为脘痞腹胀，食少纳呆，便滞不爽，白带多且有异味，月经先后不定，头晕脑涨。舌红紫，苔白腻或黄腻而燥，舌底往往有裂纹，脉多弦偏滑。此型辨证属气滞血瘀且肝脾湿热，每用衡通解毒汤或湿毒汤治之。

衡通解毒汤

当归、川芎、桃仁、红花、赤芍、柴胡、川牛膝、枳壳、桔梗、炙甘草、生地黄、炮山甲、三七粉（药汁送服下）各 10 克，黄连 6 克，黄芩 10 克，黄柏 10 克，栀子 10 克，大黄 3 克。水煎服。

5. 阴虚瘀热型

此型患者肌肉瘦削，面容苍老，脂肪显著减少，皮肤干燥，唇色偏红，午后潮热，手足心热，口燥咽干，头晕目眩，盗汗耳鸣。月经多先期，量或多或少，色紫质稠，病久导致经血干涩。舌红嫩紫，苔薄白或薄光少苔，甚者为光剥或呈地图舌，脉多弦细偏数。此证阴虚明显，但多夹瘀且热，辨证多属气滞血瘀阴虚夹热，治当滋阴养血、清热化瘀为要，用衡通滋阴清燥汤或衡通理阴汤、理阴散治之。

衡通滋阴清燥汤

滑石（布包煎）、生山药、白茅根各 30 克，生白芍 18 克，生鸡内金、炙甘草各 12 克，羚羊角丝 6 克，水煎服。

衡通理阴汤

生山药、桑叶、桑椹、白茅根、生地黄、玄参、天冬、麦冬、枸杞子、北沙参、白芍、山萸肉各 30 克，炙甘草 12 克，水煎服。

辨证有气血瘀滞者加用衡通散，每日 2 次，每服 10 克。

6. 阳虚瘀寒型

此型患者体形似胖，但肌肉松弛，面色与肤色少华，甚则虚浮似肿，眉毛稀疏，唇色淡，指甲欠红润泽，形寒畏冷，食欲欠佳，小便清，大便溏。月经后延，量少色淡，白带清稀。经来腹痛，腰酸背痛，多为宫寒不孕。舌淡苔白润滑，脉弦迟或弦紧。此型患者辨证属气滞血瘀阳虚偏寒，用衡通温通汤或衡通回阳汤治之。

衡通温通汤

当归、川芎、桃仁、红花、赤芍、柴胡、川牛膝、枳壳、桔梗、炙甘草、生地黄、炮山甲、三七粉（药汁送服下）各 10 克，桂枝 10 克，白芍 18 克，黑附片 12 克，生姜 12 克，皂角刺 12 克，水煎服。

7. 风湿瘀燥型

此型患者面色黄暗，或有色斑。风、寒、湿、热、痰、瘀等邪气滞留，导致体内燥结致瘀，经脉闭阻，冲任失调，经来不畅，量或多或少。素体阳气偏盛、内有蓄热者，感受风寒湿邪，易从阳化热，成为风湿瘀燥体征。阳气虚衰者，寒自内生，感风寒湿邪，多从阴化寒，成为风湿瘀燥体征。

痰浊、瘀血、风湿在疾病的发生发展过程中起着重要作用。邪痹经脉，脉道阻滞，迁延不愈，影响气血津液的运行输布。血滞而为瘀，津停而为痰，酿成痰浊瘀血。痰瘀风湿可相互影响，兼夹转化，如湿聚为痰，血滞为瘀，痰可碍血，瘀能化水，痰瘀风湿互结，旧病新邪胶着，而致病程缠绵，顽固不愈。治用衡通益气汤、衡通温通汤、衡通散结汤、衡通固冲汤及加减汤。

衡通温通汤

当归 20 克，皂角刺 20 克，黄芪 30 克，炮山甲 12 克，三七粉 10 克（药汁送服下），黑附片 12 克，云茯苓 30 克，桂枝 12 克，党参 30 克，山萸肉 30 克，水煎服。

衡通益气汤

当归、川芎、桃仁、红花、赤芍、柴胡、川牛膝、枳壳、桔梗、炙甘草、生地黄、炮山甲、三七粉（药汁送服下）各 10 克，人参、黄芪各 12 克，山萸肉、生山药各 30 克，桂枝 10 克，黑附片 10 克，生姜 12 克，皂角刺 12 克，水煎服。

衡通散结汤

当归、川芎、桃仁、红花、赤芍、柴胡、川牛膝、枳壳、桔梗、炙甘草、生地黄、炮山甲、三七粉（药汁送服下）各 10 克，人参、黄芪各 12 克，山萸肉、生山药各 30 克，皂角刺、桂枝、黑附子各 12 克，蜈蚣 2 条，水煎服。

衡通固冲汤

人参 12 克，黄芪 18 克，山萸肉、生山药各 30 克，阿胶 18 克，龙眼肉 30 克，生龙骨、生牡蛎各 24 克，水煎服。有瘀滞者合用衡通散每服 6～10 克，日 2 次。

近治王姓女，年 30 岁，婚后数年不孕。输卵管通而不畅，B 超显示一侧输卵管有暗影。经来不畅或经来量少则腹胀而痛、腰酸，或经来量多十余日不止，经医诊治三年不愈。病因为三年前经期用冷水沐浴，后即致此证。曾屡用黑逍遥散、老妇血崩汤等止血类炭剂药不效，而需用成药与西药止血剂方止，下月仍然如此。视其舌淡，苔白腻滑，脉弦滞。辨证属风湿瘀燥型，治用衡通散结汤4剂则经畅通，又与衡通固冲汤3剂而血自止，复以衡通固冲汤加减以治其本。

衡通固冲汤加减

炒白术18克，生龙骨30克（打碎），生牡蛎30克（打碎），生黄芪18克，制附片12克，山萸肉30克，杜仲20克，炮山甲10克，皂角刺12克，海螵蛸18克，茜草10克，桑寄生30克，川续断12克，三七粉10克（药汁送下）。

输卵管通而不畅，B超显示一侧输卵管有暗影者，有形之瘀滞也。病因为感寒邪，为风寒湿邪为患，三年久治不愈即属瘀，屡用炭类药与疏风药致体燥且瘀。

8. 气血两虚型

此型患者体型瘦削，面色苍白无华，皮肤枯燥，手掌肌肉菲薄，肌肤甲错，一派弱不禁风之象。往往头晕目眩，失眠多梦，自汗盗汗，容易感冒，食欲不振，消化不良，疲倦乏力，畏寒肢冷；或手足心热，经来量少或量多，先后不定期，或不孕。重则为虚劳，然需辨阳虚虚劳与阴虚虚劳。仲景治阳虚虚劳诸方与张先生治阴虚虚劳诸方颇为对证。十全育真汤，可治虚劳诸证，亦即兼备之方也。"资生汤"治劳瘵羸弱已甚，饮食减少，喘促咳嗽，身热脉虚数者。十全育真汤方中用黄芪以补气，用人参以培元气之根本。用知母以滋阴，用山药、玄参以壮真阴之渊源。用三棱、莪术以消瘀血，丹参化瘀血之渣滓。龙骨、牡蛎取其收涩之性，能助黄芪以固元气；其凉润之性又能助知母以滋真阴；其开通之性，又能助三棱、莪术以消融瘀血。至于疗肺虚之咳逆，肾虚之喘促，山药最良。治多梦之纷纭、虚汗之淋漓，龙骨、牡蛎尤胜。此十味组方，能补助人身之真阴阳、真气血、真精神，故曰十全育真汤。我常用此方去三棱、莪术，加生鸡内金、山萸肉、炙甘草、生地黄、黑附片，名为衡通育真汤。

衡通育真汤

党参、黄芪、知母、玄参、丹参、生鸡内金、炙甘草、炮附子各12克，生地黄、生龙骨、生牡蛎、生山药、山萸肉各24克，水煎服。虚甚者，可用人参代党参，瘀甚者可加三棱、莪术。

此方用量较张锡纯先生之十全育真汤偏重者，是因为现代之药材多属人工栽培而成，非先生时代之道地野生品种，故药效稍差，故量需重之，且药房多疏于炮制，如生鸡内金，一般药店多为炒内金，龙骨、牡蛎质量已大不如前，用时也不打碎。张锡纯先生曰："药性之补、破、寒、热，虽有一定，亦视乎服药者之资禀为转移。尝权衡黄芪之补力，与三棱、莪术之破力，等分用之原无轩轾。尝用三棱、莪术各三钱，治脏腑间一切癥瘕积聚，恐其伤气，而以黄芪六钱佐之，服至数十剂，病去而气分不伤，且有愈服而愈觉强壮者。若遇气分甚虚者，才服数剂，即觉气难支持，必须加黄芪，或减三棱、莪术，方可久服。盖虚极之人，补药难为攻，而破药易见过也。若其人气壮而更兼郁者，又必须多用三棱、莪术，或少用黄芪，而后服之不致满闷。又尝权衡黄芪之热力，与知母之寒力，亦无轩轾，等分用之可久服无寒热也（此论汤剂作丸剂则知母寒力胜于黄芪热力）。而素畏热者，服之必至增热，素畏寒者，服之又转增寒，其寒热之力无定，亦犹补破之力无定也。故临证调方者，务须细心斟酌，随时体验，息息与病机相符，而后百用不致一失也。"

杨姓女，年60岁。面容苍白消瘦，皮肤枯燥，主诉胸闷心悸，头痛且晕，自汗易汗，腰痛，疲倦乏力。舌淡紫，舌尖有细小红紫斑点，舌边有齿痕，苔薄白，脉弦偏数，辨证属气血两虚偏阴虚夹瘀，方用衡通育真汤加减：党参、黄芪、知母、玄参、丹参、生鸡内金、炙甘草、炮附子各12克，生地黄、生龙骨、生牡蛎、生山药、山萸肉各24克，桑寄生30克，怀牛膝30克。此方加减服十余剂，自汗腰痛诸症渐减，服两月诸症大减，唯不任劳累，仍乏力，视其舌淡紫暗，苔薄白，脉弦弱，与服衡通散巩固之。

9. 肥胖瘀积型

此型患者肤色润泽，脂肪较丰，看上去颇为富态。现代女性注重保养，常服维生素类或螺旋藻类，甚者有服用激素者。虽有青春常在、衰老迟来之象，但由于多种原因导致体内膏脂堆积过多，体重异常增加，身肥体胖，并多伴有头晕乏力、神疲懒言、少动气短等症状，且易汗、便秘、多痰、白带多，心烦口燥，腰酸便溏，月经紊乱。西医检测往往脂肪偏高，激素分泌过旺，每有不孕症或多囊卵巢综合征者。

治疗当以补虚泄实为原则。补虚常用健脾益气，脾病及肾，结合益气补肾。肝主疏泄，泄实常用祛湿化痰，结合行气、利水、消导、通腑、化瘀等法，以祛除体内病理性痰浊、水湿、瘀血、膏脂等。其中祛湿化痰法是治疗本病的最常用方法，用于本病治疗过程的始终。

治疗此病，强调辨证施治，从整体出发，不可一味攻伐。纠其偏差，疏而导之。古人云：用药如用兵，用医如用将。为医者遇此证，当多问一个为什么，治病求因，找出病因，确定治疗方法，仍需假以时日方可治愈。中医学认为，肥胖与肝脾失调有关。肝主疏泄，脾主运化。如果疏泄运化正常何来肥胖？疏泄运化失常必致气血瘀滞，气血瘀滞则痰湿郁结也。故治此病须明此理，人的身体如江河，治理江河不外疏通之法。水道畅通则不致泛滥成灾，人体如果气血通顺何致肥胖？

故治则以疏通气血为大法，方用衡通汤及散，脾虚者用理冲汤，湿热痰重者合用小陷胸汤加枳实为衡通陷胸汤，脾虚寒者用香砂六君子汤，体不虚者用理冲散合鸦胆子胶囊。

张姓女，32岁，体形肥胖，面有黄褐色斑。主诉乏力，腹胀痛，不服果导片与番泻叶则十数日也不大便。视其舌淡紫暗，舌中有一条深裂纹，苔白腻滑，脉弦滞。辨证属肝郁气滞血瘀且脾虚夹湿热，处以衡通陷胸汤加土茯苓：

当归、川芎、桃仁、红花、赤芍、柴胡、川牛膝、枳壳、桔梗、炙甘草、生地黄、炮山甲、三七粉（药汁送服下）各10克，黄连6克，瓜蒌皮12克，瓜蒌仁打碎18克，半夏10克，土茯苓30克。3剂，水煎服。

数月后又来诊，诉服药即效，然数月后复发。视其舌淡紫暗，舌中仍有裂纹，苔薄白腻滑，脉弦。此证湿热虽祛，然肝郁脾虚，气机郁滞，其诉现在每需十余天方能解一次大便，处以衡通通结汤：

生白芍90克，炮山甲12克，枳实12克，白茅根60克，生山楂30克，玄参30克，丹参30克，天花粉18克，生鸡内金18克，桑寄生30克，桑叶30克，3剂。

数月后又来，仍处此方，服之又效。又过数月复来，医者仁心仁德，告知其服果导片、番泻叶有效，但可导致气机郁滞，实为揠苗助长，非治本之道也。此从患者舌质之淡暗、苔之薄白、脉弦滞可以辨出，只服泻药虽可快于一时，然气机为之瘀结，故需通结，重用白芍、白茅根、玄参诸滋养阴液之品，伍以理气之枳实、化瘀之生鸡内金、生山楂，以桑叶润其肺阴，以桑寄生补肝肾之阴，用滋阴养阴通结理气化瘀之药组方，为增水行舟之法也。然病人诉素畏服药，故非至便结不下，服泻下药不效方来求诊，此即病家十要中之不服药者，积重难返是也。

10. 肝肾枯竭型

此型患者肌肉瘦削，呈重度营养不良状态，精神萎靡不振，食少纳呆，肤色萎黄枯燥，性欲淡漠，月经闭止或量极少，甚则淋漓不尽，白带增多有异味，小腹时痛，面浮足肿，应考虑有子宫癌的可能。舌质为淡嫩紫暗，舌尖边有齿痕，苔白腻垢，脉弦细紧数。治用张先生之十全育真汤、理冲汤或衡通育真汤、衡通理冲汤加减。

其他四诊就不赘述了。总之，临床上宜四诊合参，抓住主症，分析病变所在，才能做出正确的诊断。

第三章　月经病

前人有"尽信书不如无书"之论，有"从无字句处读书"之说。读《医学衷中参西录》，用书中方，不可照搬，一味"比葫芦画瓢"，而要有自己的见解。我辈中医如能于张锡纯先生衷中参西之论中，悟出中西医结合之理岂不更妙！张先生之"十全育真汤"治虚劳，首先要认识到此方是兼备之方，方后所详论加减运用之法，每味药的数量极详备。先生论王清任《医林改错》中之诸逐瘀汤，化瘀血而统治百病，实则亦证明先生之"十全育真汤"治虚劳诸病，是从仲景治虚劳之"大黄䗪虫丸""百劳丸"之意而来，并将自己屡用屡效之药组方，则此方既可治劳瘵，又可治血痹虚劳诸病也。此方可治瘀血之在脏腑，对瘀在经络者则可合理冲汤、丸之意，数方参变汇通，随时制宜也。

我悟出张先生此意，即从无字句处读书，触类旁通，则诸逐瘀汤可统治百病虽有所偏，然找出偏差，伍以攻病之药纠正偏差，佐以补益之药为佐使，则诸衡通汤为衡通法也。又结合多年用血府逐瘀汤之功效，故用血府逐瘀汤，加先生最推崇之炮山甲、三七，组方名为衡通汤，制散则去生地黄为衡通散，佐以人参、黄芪、山药、山萸肉则为衡通益气汤，广泛应用于脏腑经络之气血瘀滞诸病。久病必有瘀，此即用衡通汤疏通之以求体内平衡之理。

从张锡纯先生论中悟出人是一个整体，治病求本之法，力求平衡之要。张先生书中论王清任《医林改错》之诸逐瘀汤，按上中下部位，分消瘀血，统治百病，瘀血去则诸病自愈。虽有所偏，然确有主见。近代名医岳美中老师论曰："血府逐瘀汤是个有名的方子。方中以桃红四物汤合四逆散，动药与静药配合得好。再加牛膝往下一引，柴胡、桔梗往上一提，升降有常，血自下行。用于治疗胸膈间瘀血和妇女逆经证，多可数剂而愈。"

受张先生与岳老师启发，我认为此方则非只治胸膈间瘀血及妇女逆经也。既然此方动静药物配合得好，有升有降，则当能疏通气血，故可广泛应用于诸多气血瘀滞之证。

后又读上海名医颜德馨之《活血化瘀疗法临床实践》，书中论及此方，倡此方为活血化瘀之要方，治久病怪病，认为必有瘀血，称活血化瘀疗法为衡法，谓之曰八法之外之衡法，我深有感触。再加我特别欣赏与喜用之兼备法，组成衡通法及衡通系列诸汤、散，可谓有理、有法、有方也。

衡通汤

当归、川芎、桃仁、红花、赤芍、柴胡、川牛膝、枳壳、桔梗、炙甘草、生地黄、炮山甲、三七粉（药汁送服下）各 10 克。气虚者可加人参、黄芪各 12 克；热加黄芩 10 克，黄连 3 克；寒加桂枝、附子各 12 克；有风证可加蝉蜕、地龙、全蝎各 10 克，蜈蚣 3 条。

本方适用于慢性气血瘀滞之病症，可见舌淡或淡紫，舌尖边有瘀斑，苔薄，脉弦涩或弦滞等。

衡通汤治慢性病症之气血瘀滞用之多，其效佳，究其原理亦为纠正体内偏差。在血府逐瘀汤基础上加炮山甲、三七以疏通气血，其药性平和，不寒不热，活血化瘀力量更为增强。炮山甲可内通脏腑，外通经络，无微不至，凡内外诸证加用之则其效更速。三七性平，化瘀血、止血妄行，可托毒外出，并治瘀血所致之疼痛有殊效，治脏腑疮毒、腹中血积癥瘕，可代《金匮》下瘀血汤，且较之更稳妥也。张锡纯先生甚赞之，我在临证亦常用之。用时，凡需疏通气血之病均可选用，临证视病情加减变通。气虚者可加黄芪、人参，热加芩、连等清热之品，寒加桂枝、附子，有风证可加蝉蜕、地龙、全蝎、蜈蚣等虫类药，随证施治也。原方若去生地黄，制散服用更便，名为衡通散。

衡通散

当归、川芎、桃仁、红花、赤芍、柴胡、川牛膝、枳壳、桔梗、炙甘草各10克，炮山甲、三七粉各20克。每服6～10克，每日2次，重证日服3次。

衡通法之衡通汤或散服后不外为三种反应，一是服后平平，即病情无改变；二是服后效果明显，病情明显好转；三是服后有异常反应，有的会疼痛加重，有的会更加乏力，有的会有瞑眩反应，即如喝醉酒样，如痴如醉的头晕现象。第一种反应，服后平平者，当是病重药轻之故，当在原方基础上或加重药量，或再辨证加针对病证之主攻药物，其效方速。第二种反应虽有效不更方之说，然需视其主要病证的改变而做相应的调整。再者需辨其病情的好转程度，来确定病情何时能痊愈，告知病人何时为病因祛除，不可见效则停药，以免病又复作，前功尽弃。第三种反应，是药力的作用，病邪与药力相争，瞑眩反应是药力发挥得淋漓尽致的表现，即是药与病旗鼓相当，坚持服下去，病情自然会缓解。我常于慢性病气血瘀滞需用衡通汤或散时，预先告知病家，如服药后有反应是正常现象，不必担心，是药与病在搏斗，若是药战胜病，病情即会缓解，如一有反应即停药，则病何能愈？

衡通理冲汤

人参10克，黄芪10克，生鸡内金10克，三棱10克，莪术10克，知母12克，天花粉12克，白术10克，炮山甲10克，三七粉10克（药汁送服下），山萸肉18克，炙甘草10克，水煎服。

此方为张先生之理冲汤加炮山甲、山萸肉，党参易为人参而成。原方是用野台参，即野生党参，山西五台山之党参也。然现代之党参皆为栽培种植而成，其力小矣，故用人参代之。加炮山甲以增通散之功，三七以求化瘀之效，山萸肉补益气血。热加黄芩、黄连，寒加桂枝、附子，湿加滑石、土茯苓，阴虚加沙参、枸杞子、桑椹、天冬、麦冬。用治虚劳、脏腑癥瘕、积聚、气郁、脾弱、满闷、痞胀不能饮食。脏腑癥瘕、积聚，即现代之癌瘤。张锡纯先生论曰："仲景治劳瘵，有大黄䗪虫丸，有百劳丸，皆多用破血之药。诚以人身经络，皆有血融贯其间，内通脏腑，外溉周身，血一停滞，气化即不能健运，劳瘵恒因之而成。是故劳瘵者肌肤甲错，血不华色，即日食珍馐服参苓，而分毫不能长肌肉、壮筋力。或转消瘦支离，日甚一日，诚以血瘀经络阻塞其气化也。玉田王清任著《医林改错》一书，立活血逐瘀诸汤，按上中下部位，分消瘀血，统治百病，谓瘀血去而诸病自愈。其立言不无偏处，然其大旨则确有主见，是以用其方者，亦多效验。"王清任《医林改错》中之诸活血逐瘀汤，化瘀血而统治百病，实则亦证明先生之"十全育真汤"治虚劳诸病，是从仲景治虚劳之"大黄䗪虫丸""百劳丸"之意而来。

第一节　月经先期

师承切要

师承切要者，师承张锡纯先生"月经先期"论治之精要，以及自己领悟与运用张先生之学说及临床的心得体会，力求切中要点。张先生书中资生汤、十全育真汤、安冲汤诸方论治，从整体出发，辨证论治，找出病因多为气虚和血热，偏差为气虚和血热导致冲任不固，经血失于制约，月经提前而至。纠正偏差用衡通法组方，视其所偏，抓主证，用对证之方或对证之药一二味专攻其处，又加补药以为之佐使，是以邪去而正气无伤损。本病于书中之既济汤、来复汤、升陷汤、理血汤诸方论，药物编中之羚羊角、地黄、连翘、黄芪、知母、山萸肉、龙骨、牡蛎解等，医论、医话编中之阿胶、茜草、海螵蛸功用中皆有论及，读者宜细读之，博览群书，于无字句处读书，触类旁通，有是证用是方，有是证用是药，用于治疗西医学因黄体不健之排卵型功能失调性子宫出血和盆腔炎症所致的子宫出血。

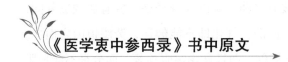

十全育真汤

治虚劳，脉弦、数、细、微，肌肤甲错，形体羸瘦，饮食不壮筋力，或自汗，或咳逆，或喘促，或寒热不时，或多梦纷纭，精气不固。

野台参四钱，生黄芪四钱，生山药四钱，知母四钱，玄参四钱，生龙骨四钱（捣细），生牡蛎四钱（捣细），丹参二钱，三棱钱半，莪术钱半。

气分虚甚者，去三棱、莪术，加生鸡内金三钱；喘者，倍山药，加牛蒡子三钱；汗多者，以白术、龙骨、牡蛎、萸肉各一两煎服，不过两剂其汗即止。汗止后再服原方。若先冷后热而汗出者，其脉或更兼微弱不起，多系胸中大气下陷，细阅拙拟升陷汤后跋语，自知治法。

李静讲记

本病辨证主要辨其属气虚或血热类型，治疗以安冲为大法，或补脾固肾益气，或清热泻火，或滋阴清热。脾气虚用补中益气汤随证加减，心脾两虚用归脾汤加减，肾气虚用固阴煎加减。血热型之阴虚血热证用两地汤加减，阳盛血热证用清经散加减，肝郁化热证用丹栀逍遥散加减。用张锡纯先生之十全育真汤、安冲汤、固冲汤、理冲汤诸方论治为变通之法。

师张先生"用对证之药一二味专攻其处"，为抓主证，可理解为：脾气虚之主症为气虚冲任不固，经期提前，或兼量多，色淡质稀，故参、芪为主药。心脾两虚之主证为月经提前，心悸怔忡，失眠多梦，四肢倦怠，故龙眼肉、白术为主药。肾气虚之主证为经期提前，量少，色淡暗，质清稀，腰酸腿软，头晕耳鸣，小便频数，故熟地黄、山萸肉为主药。阴虚血热之主证为经期提前，量少，色红质稠，颧赤唇红，手足心热，咽干口燥，故生地黄、玄参为主药。阳盛血热为热伤冲任，迫血妄行故量多，牡丹皮、黄柏为主药。肝郁化热为热扰冲任，迫血妄行，故牡丹皮、炒栀子为主药。

现代人之病每多气血瘀滞，此从肾气虚之舌淡暗、经期提前、量少、色淡暗可以验证。只用固阴煎之人参、熟地黄、山药、山茱萸、远志、炙甘草、五味子、菟丝子似于治瘀有所不足，现代女性因服用西药抗生素与激素而导致气血瘀滞当考虑在内，辨病后再辨证论治，找出偏差，用对证之药一二味以攻病，主以疏通气血之药，佐以补益之药纠正偏差为衡通法。偏气虚者，用衡通益气固冲汤法，方中参、芪为主药，伍以生山药、山萸肉，佐以阿胶、龙眼肉，用衡通散少量之动药以流通之，则气血宜通宜顺也。心脾两虚者，龙眼肉、白术为主药，是为衡通益气归脾汤。肾气虚者用衡通固肾汤，熟地黄、山萸肉为主药，佐以五味子、菟丝子。阴虚血热证用衡通固阴汤，方中生地黄、玄参为主药，佐以羚羊角丝、麦冬、阿胶、白芍。阳盛血热证用衡通清经汤，方中生地榆、白头翁为主药，佐以白芍、白茅根、羚羊角丝。肝郁化热证用衡通清散汤，方中牡丹皮、炒栀子为主药，佐以连翘、夏枯草、羚羊角丝。

衡通益气固冲汤

人参 12 克，黄芪 18 克，山萸肉、生山药各 30 克，阿胶 18 克，龙眼肉 30 克，生龙骨、生牡蛎各 24 克，水煎服。有瘀滞者合用衡通散每服 6～10 克，日 2 次。

此方治月经病与妇科病、男科病之偏于气虚者。气行则血行，气滞则血滞，气虚则血失统摄。方中之衡通散疏通气血，得参、芪、萸肉、山药等疏通气血与益气之药于一方之理。临证需辨其是因气虚致瘀，还是因瘀而致气虚。因虚致瘀者，脉缓弱无力，舌淡红，瘀者舌紫暗是也。方中之衡通汤是为动药，故量轻，益气之药为静药故量重。益气之补药得衡通诸动药则补气之力更强，气血得以流通则为衡，衡则病愈。

衡通益气归脾汤

人参 12 克，黄芪 18 克，山萸肉、生山药、龙眼肉各 30 克，白术 10 克，生龙骨、生牡蛎各 24 克，水煎服。衡通散每服 6～10 克，日 2 次。

此方治月经病与诸病妇科、男科病之偏于心脾两虚者。症见月经先期，心悸怔忡，失眠多梦，四肢倦怠，舌淡苔薄，脉细弱。临证需辨其是因心脾虚致瘀，还是因瘀而致心脾两虚。方用衡通散疏通气血，参、芪益气，山萸肉、生山药、龙眼肉、白术实心脾之虚，补中有通，集活血养血通瘀益心脾于一，则补而不滞，气血得通而心脾自安矣。

衡通固肾汤

人参 12 克，黄芪 18 克，山萸肉、生山药、熟地黄各 30 克，五味子、菟丝子各 10 克，阿胶、白芍各 18 克，黑附子 12 克，水煎服。衡通散每服 6～10 克，日 2 次。

此方治月经病与诸妇科病、男科病之偏于肾气虚者。舌淡暗属有瘀，苔薄白、脉沉细属肾气虚。肾气虚可导致血瘀气滞，气血瘀滞复令肾气更虚，故统摄无力，经期提前，量少、色淡暗、质清稀，腰酸腿软，头晕耳鸣，小便频数。补其肾气，通其瘀滞，瘀滞得肾气之充则散之易，其效则速。

衡通固阴汤

生地黄、玄参各 24 克，麦冬、阿胶、白芍各 18 克，生山药、山萸肉各 30 克，羚羊角丝 3 克，水煎服。衡通散每服 6～10 克，日 2 次。

此方治月经病与诸妇科病、男科病之偏于阴虚血热者。舌红、苔少、脉细数为阴虚血热之征。滋阴凉血养血止血诸药与疏通气血之衡通散于一方，则滋而不腻，通瘀不至伤阴耗气。朱丹溪之补阴，宜治阴虚之火。张锡纯先生则谓现代人阴虚者多，治阴虚劳热诸方每用通瘀之药。我之临证所见，往往亦为阴虚夹瘀者多。阴虚血热导致气血损耗乃至血瘀气滞，气血瘀滞则阴虚血热甚矣，用滋阴药加通瘀之药则效速。张锡纯先生论羚羊角性近于平不过微凉，最能清大热，兼能解热中之大毒，既善清里，又善透表，能引脏腑间之热毒达于肌肤而外出，最异者性善退热却不甚凉，虽过用之不致人胃寒作泄泻，与其他凉药不同。此乃具有特殊之良能，非可以寻常药饵之凉热相权衡也。或单用之，或杂他药中用，均有显效。读者宜领悟之，触类旁通是也。

衡通清经汤

生地榆、白头翁、白芍、白茅根各30克，羚羊角丝6克，水煎服。衡通散每服6～10克，日2次。

此方治月经病与诸妇科病、男科病之偏于阳盛血热者。舌红、苔黄、脉滑数皆属有余可攻之证，故重用生地榆、白头翁为主药以清热凉血，白芍、白茅根各30克及羚羊角丝6克为清肝经之要药，肝经之热得清则心火自散，合用衡通散则清热不至留中，通瘀散热愈速。清火大家刘河间泻阳盛之火，朱丹溪之补阴，治阴虚之火，两家都能治火，只是虚实有别。刘河间之所以用寒清火而不伤中，全在于寒而不滞，使苦寒之药只能清火，不至于留中败胃。寒而不滞者，加用通瘀之药也。

衡通清散汤

生地黄、白茅根、夏枯草各30克，连翘18克，羚羊角丝3克，水煎服。衡通散每服6～10克，日2次。

此方治月经病与诸妇科、男科病之偏于肝郁化热证。此证重在肝郁化热，郁者，滞也。舌红、苔黄、脉弦数为肝郁化热之象。治以清肝解郁，凉血调经。郁为病之因，热为病之果。衡通散中有四逆散之疏肝解郁，有清热凉血之生地黄、连翘，伍以白茅根、夏枯草。羚羊角丝滋阴凉血散郁而不耗阴，白茅根、夏枯草、连翘、羚羊角有清热散郁之功，较丹栀逍遥散之燥，则衡通清热汤颇适合现代人阴虚肝郁化热之证。连翘之功用，张锡纯书中论之甚详。郁滞重者，衡通散可重用，或径用衡通汤。

临证要点

一病有一病之主方，一方有一方之主药。找出偏差，抓主证，纠正偏差，通之即衡为衡通法。气虚者，益其气，气通血行则衡。心脾两虚者补其心脾，气血得通亦为衡。肾气虚者补其肾气，阴虚血热者滋阴清热，阴得固皆为衡。阳盛血热者重用清经之药，肝郁化热散郁清热，不可拘于月经先期多属血热之论。临床屡见此类患者因西医诊断为排卵型功能失调性子宫出血的而应用激素药，诊断为盆腔炎的而应用抗生素类消炎药，尤其是慢性盆腔炎屡用抗生素导致气血瘀滞，数年不愈者甚多，方求治于中医，故而需辨证论治方可。临证所见虚者固有之，瘀者更有之。有瘀滞偏气虚者，有偏心脾虚者，有瘀偏肾气虚者，有阴虚血热夹瘀者，有阳盛血热夹瘀者，更有肝郁偏热夹瘀者。视其舌质紫暗，舌尖边有瘀斑者当属瘀，舌尖有红紫斑点高出舌面属瘀滞之热结，舌红嫩紫、尖有红紫斑点则为阴虚瘀热，脉无力属气虚，脉弦则为气滞，细则为血虚。每用通瘀纠偏之法，衡通法诸汤为主方，再用攻病纠偏之药一二味，纠偏之药量宜重，虚者佐以补益之药，用药与病机息息相符为要点。

释疑解难

案例辨析一：

宁姓女，年41岁，经来先期1周，经期六七天，经来腹隐痛，有紫色血块。经前有乳房胀与小腹胀，便结如羊屎。视其舌淡嫩红紫，舌中有一条深裂纹，光剥无苔或呈地图舌，脉弦细。询问其来诊之由，诉曾育有子女，后想再生育，然两年来数次经医未果，自觉诸症未减，特别是月经先期量偏多，且大便结如羊屎。辨证属肝郁气滞，郁火积结致阴虚内燥血瘀，体内因郁热致燥，因燥致瘀，因瘀致热结，热结则气滞血瘀，如此恶性循环，处以衡通固阴汤：

生地黄、玄参各24克，麦冬、阿胶、白芍各18克，生山药、山萸肉各 30 克，羚羊角丝 3 克。3 剂，水煎服。合用理阴散：生鸡内金 20 克，葶苈子 10 克，炮山甲 6 克，三七 5 克。研粉，每服 10 克，日两三次。

复诊：经期正常，舌紫舌裂纹大减，经前乳胀腹胀均减，大便干结消失，复嘱仍服理阴散一个月，并嘱病愈当以其舌中之裂纹与地图舌消失为准。

案例辨析二：

学生江植成：有位女同事，23 岁，月经不调。从第一次来月经开始就是这样，月经一般 7～8 天，但是过了没几天就又来第二次，这样一个月基本上就来两次，出血量不是很多，一般是暗红到淡红色，但时间比较长。服用过中药，用过西药激素调经，但是效果都不大好。身上皮肤看起来像个小孩子一样白嫩，但是面色就比较晦暗，还有少量斑点，毛孔也比较粗大。观其舌红瘦，苔薄白，脉左寸浮滑，左右关尺沉细无力。发病以来，小腹胀大起来，B 超显示子宫内膜增厚，请教老师此患辨证论治之法。

李静：月经周期提前一至两周者，相当于西医排卵型功能失调性子宫出血病的黄体不健，属月经先期，若伴月经过多可进一步发展为崩漏，应及时进行治疗。

舌红瘦，苔薄白，气血俱虚也。西医屡用激素不效者，是气血瘀滞，激素非但不能治之，反可导致气血更加瘀滞，此从其面色比较晦暗，有少量斑点，毛孔也比较粗大可以辨出。经来暗红色者属瘀，淡红色则属虚，左寸浮滑，左右关尺沉细无力可知气血两虚，B 超显示子宫内膜增厚，中医辨证为因虚致瘀是也。

现代女性多因服用西药抗生素与激素而导致气血瘀滞，辨病后再辨证论治，找出偏差，用对证之药一二味以攻病，伍以疏通气血之药，佐以补益之药纠正偏差为衡通法。偏脾肾气虚致肝郁血瘀者，用衡通益气固冲汤法，方中参、芪为主药，伍以生山药、山萸肉，佐以阿胶、龙眼肉，用衡通散少量之动药以流通之，则气血宜通宜顺也。方用衡通益气固冲汤：

人参12克，阿胶、黄芪各18克，山萸肉、生山药、龙眼肉各30克，生龙骨、生牡蛎各24克，水煎服。合用衡通散每服6～10克，日2次。

此方用衡通散疏通气血、活血通瘀治其子宫内膜增厚，因其气血俱虚，故加人参、黄芪、山萸肉，龙眼肉、山药以补其肝脾，阿胶养血以止血，龙骨、牡蛎固其冲任。气血两虚得以纠正，冲任自调，血自归经也。治病首辨虚实，此证虚是本，气血瘀滞是果。治病求本，故需益其气血，瘀滞自通也。

学生江植成：为何现代女性月经先期多不求治，求治者多为症状严重者？如宁姓病例希望怀孕，此例出现小腹胀大起来，B超显示子宫内膜增厚，用西医法久治不愈，方始求诊于中医。往往有许多医生用中成药如乌鸡白凤丸类药亦不效，而老师主张以衡通法治之，失衡则为出现偏差，即气血瘀滞兼有所偏，或偏于气虚，或偏于血热。气虚者中医又需辨其脾虚、心脾两虚与肾虚，血热需辨其阴虚血热、阳盛血热与肝郁化热，相应给予不同的治疗方药，较之西医疗法要全面细致得多。老师每以衡通法论治，那么请教老师对月经先期的论治以及用衡通法的方略，以广见闻。

李静：现代人病月经不调者多，症状不明显则不治者多，屡服西药与中成药不效者更多。辨证要点是四诊结合，初病验舌苔，久病验舌质。舌淡苔薄白者，气虚。舌边伴有齿印者，脾虚。合并尺脉无力者，肾虚也。舌淡红紫苔薄，舌尖有红紫斑点者，阴虚偏热。舌紫苔白腻，舌尖有红紫斑点者阳盛血热。舌紫苔薄，舌中有裂纹者肝郁，若舌尖伴有红紫斑点为肝郁化热。脉弦属气滞，脉涩则多血瘀，舌尖边有暗紫斑亦属瘀。

如宁姓女月经先期不予医治，大便干结如羊屎也未治，只是有怀孕之念，方悟月经不调，难以受孕方来求医。辨其为阴虚且瘀滞之火导致体内极燥，为无形积热之重者。阴虚与内热属无形，因热致燥结而瘀，所以辨其属无形之结之重者。

例二之先用西医法与服用中成药屡治不愈，且经西医辨病出现子宫内膜增厚方求诊于中医。子宫内膜增厚中医可视为有形之结之轻者，气血为之瘀积，癥瘕也。瘀积之轻者，子宫内膜增厚，瘀积之重者，肿瘤癌症是也。

月经不调之月经先期，气虚者，益其气，血热者，凉其血，阴虚者滋其阴，肾虚者固其肾，肝郁化热者疏肝解郁清热，其郁热自散。此数证为无形之结，故以虚则补之、热则清之、郁则散之之常法可效，用疏通气血之衡通法，佐以对证之药以攻病令其恢复平衡，病自可愈。

而于有形之结，则需疏通气血，化其瘀积，愈之缓也。只用激素者，于气虚、气郁、气滞、气结、气陷及气滞血瘀无效。无形之结之轻者愈之易也，无形之结之重者愈之则缓。有形之结之轻者，治之得法，假以时日愈之有望；有形之结之重者，治之得法愈之难也，治之不得法则愈之无望是也。

而中西医结合，借助西医学之手术疗法，于有形之结之重者，用手术治其标，术后用中医辨证论治治其本，为中西结合之最佳方法。只用西医法，手术化疗者，只治局部病变，未能顾及整体，治标不能治本，治其然未治其所以然是也。

第二节　月经后期

师承切要

师承切要者，师承张锡纯先生"月经后期"论治之精要，以及自己领悟与运用张先生之学说及临床的心得体会，力求切中要点。先生书中理冲汤及丸、升降汤、十全育真汤、理饮汤、理瘀汤、温通汤、资生通脉汤、敦复汤等诸方论治，从整体出发，辨证论治，找出"月经后期"之病因为肾虚、血虚、血寒、气滞和痰湿。偏差为精血不足或邪气阻滞，血海不能按时满溢。用衡通法组方，视其所偏，抓主证，用对证之方或对证之药一二味专攻其处，又加补药以为之佐使，是以邪去正气无伤损。书中之既济汤、来复汤、升陷汤、理血汤诸方论，药物编中之当归、鸡内金、三棱、莪术、穿山甲、三七、附子、干姜、桂枝、茜草、海螵蛸解等及医论、医话编中皆有论及，读者宜细读之。博览群书，于无字句处读书，触类旁通，有是证用是方，有是证用是药，用于治疗西医学之月经稀发。

《医学衷中参西录》书中原文

理冲汤

治妇女经闭不行或产后恶露不尽，结为癥瘕，以致阴虚作热，阳虚作冷，食少劳嗽，虚证沓来。服此汤十余剂后，虚证自退，三十剂后，瘀血可尽消。亦治室女月闭血枯。并治男子劳瘵，一切脏腑癥瘕、积聚、气郁、脾弱、满闷、痞胀、不能饮食。

生黄芪三钱，党参二钱，于术二钱，生山药五钱，天花粉四钱，知母四钱，三棱三钱，莪术三钱，生鸡内金三钱（黄者）。

用水三盅，煎至将成，加好醋少许，滚数沸服。服之觉闷者，减去于术。觉气弱者，减三棱、莪术各一钱。泻者，以白芍代知母，于术改用四钱。热者，加生地黄、天冬各数钱。凉者，知母、天花粉各减半，或皆不用。凉甚者，加肉桂（捣细冲服）、乌附子各二钱。瘀血坚甚者，加生水蛭（不用炙）二钱。若其人坚壮无他病，唯用以消癥瘕积聚者，宜去山药。室女与妇人未产育者，若用此方，三棱、莪术宜斟酌少用，减知母之半，加生地黄数钱，以濡血分之枯。若其人血分虽瘀，而未见癥瘕或月信犹未闭者，虽在已产育之妇人，亦少用三棱、莪术。若病患身体羸弱，脉象虚数者，去三棱、莪术，将鸡内金改用四钱，因此药能化瘀血，又不伤气分也。迨气血渐壮，瘀血未尽消者，再用三棱、莪术未晚。若男子劳瘵，三棱、莪术亦宜少用或用鸡内金代之亦可。初拟此方时，原专治产后瘀血成癥瘕，后以治室女月闭血枯亦效，又间用以治男子劳瘵亦效验，大有开胃进食，扶羸起衰之功。《内经》有四乌鱼骨一藘茹丸，原是男女并治，为调血补虚之良方。此方窃师《内经》之意也。

🐼 李静讲记

中医妇科学月经后期分型论治为肾虚、血虚、血寒、气滞、痰湿五型。肾虚型治用大补元煎，血虚型治用人参养荣汤，血寒之虚寒用《景岳全书》大营煎，实寒用温经汤，气滞型用乌药汤，痰湿型用芎归二陈汤，方后均附有加减法，诸法皆为常法。从衡通法论之，则诸型皆属月经后期之病因，即失衡之偏差也。诸病因导致月经后期为病之果，实则为气血瘀滞也。而纠正偏差，则赖方后加减法运用得宜方可。

张锡纯先生之理冲汤方论与方后加减法可为妇科病之论治大法："从来医者调气行血，习用香附，而不习用三棱、莪术。盖以其能破癥瘕，遂疑其过于猛烈。而不知能破癥瘕者，三棱、莪术之良能，非二药之性烈于香附也。愚精心考验多年，凡习用之药，皆确知其性情能力。若论耗散气血，香附犹甚于三棱、莪术。若论消磨癥瘕，十倍香附亦不及三棱、莪术也。且此方中，用三棱、莪术以消冲中瘀血，而即用参、芪诸药，以保护气血，则瘀血去而气血不致伤损。且参、芪能补气，得三棱、莪术以流通之，则补而不滞，而元气愈旺。元气既旺，愈能鼓舞三棱、莪术之力以消癥瘕，此其所以效也。

人之脏腑，一气贯通，若营垒联系，互为犄角。一处受攻，则他处可为之救应。故用药攻病，宜确审病根结聚之处，用对证之药一二味，专攻其处。即其处气血偶有伤损，他脏腑气血犹可为之输将贯注，亦犹相连营垒之相救应也。又加补药以为之佐使，是以邪去正气无伤损。世俗医者，不知此理，见有专确攻病之方，若拙拟理冲汤者，初不审方中用意何如，但见方中有三棱、莪术，即望而生畏，不敢试用。自流俗观之，亦似慎重，及观其临证调方，漫不知病根结于何处，唯是混开混破。恒集若香附、木香、陈皮、砂仁、枳壳、厚朴、延胡、灵脂诸药，或十余味或数十味为一方。服之令人脏腑之气皆乱，常有病本可治，服此等药数十剂而竟致不治者。更或见有浮火虚热，而加芩、栀、蒌实之属，则开破与寒凉并用，虽脾胃坚壮者，亦断不能久服，此其贻害尤甚也。"

我常用衡通法，衡通理冲汤为主方，以疏通气血治其偏差为旨。辨证论治，找出偏差，师承张锡纯先生用对证之药一二味以攻病治其偏差，为抓主证，佐以补药组方为衡而通之之法。

偏于肾虚者益其肾，偏于血虚者养其血，偏血寒之虚寒温之补之可令其通，偏于实寒者温通之，气滞者散之，痰湿者清之化之祛之，而疏通气血之衡通理冲汤用于诸所偏皆效，伍以纠偏攻病之药，佐以补药之兼备之法，是治疗现代人气血瘀滞兼有所偏之立于不败之地之法也。

俗云经来先期多热、后期多寒是言其常，然临证每有月经先期属湿热瘀积者，亦有气滞血瘀夹热者，有热之属实者，有热之属虚者，更有瘀滞之热体虚者。月经后期多寒有虚实之别，更有肾虚阴阳之分。实寒令气血瘀滞者温之通之愈之速也，虚寒令气血瘀滞者补虚温之通之愈之缓也。血虚有气血瘀滞者愈之需时日，痰湿瘀积轻者化之散之气血瘀滞自能通之，痰湿瘀积重者需攻之祛之方能散之。

如此论之，则肾虚型用衡通汤、散合大补元煎之意组方则为衡通补元汤；血虚型用衡通汤、散合人参养荣汤之意组方则为衡通养血汤；虚寒型用衡通汤、散合温经汤之意组方则为衡通温经汤；实寒型则用衡通温通汤；气滞型用衡通汤；痰湿型用衡通汤、散合芎归二陈汤之意组方则为衡通理痰汤。

衡通补元汤

生鸡内金、炙甘草、人参各 12 克，山萸肉、熟地黄、枸杞子、生山药各 30 克，杜仲 18 克，水煎服。衡通散每日 2 次，温开水送下，每服 6 ～ 10 克。

衡通养血汤

人参、黄芪、生鸡内金、炙甘草、丹参各 12 克，鸡血藤、阿胶各 18 克，熟地黄、生山药、山萸肉、枸杞子各 30 克，水煎服。衡通散每日 2 次，温开水送下，每服 6～10 克。

衡通温经汤

生鸡内金、黑附子、桂枝、生姜、炙甘草各 12 克，杜仲、鸡血藤、怀牛膝各 18 克，水煎服。衡通散每日 2 次，温开水送下，每服 6～10 克。

衡通温通汤

当归、川芎、桃仁、红花、赤芍、柴胡、川牛膝、枳壳、桔梗、炙甘草、生地黄、炮山甲、三七粉（药汁送服下）各 10 克，桂枝 10 克，白芍 18 克，黑附片、生姜、皂角刺各 12 克，水煎服。

衡通理痰汤

当归、川芎、桃仁、红花、赤芍、柴胡、川牛膝、枳壳、桔梗、炙甘草、生地黄、炮山甲、三七粉（药汁送服下）各 10 克，白茯苓 30 克，半夏、黑附片、生姜各 12 克，陈皮 6 克，水煎服。

释疑解难

案例辨析一：

林姓女，年 32 岁，去年流产后，月经后延，每延至十余天，今已后延 18 天未至来诊。主诉每次经来前腹胀。前二日感觉腹胀，自认为将来，不意二日已过，腹胀又消失，仍无经来之意，故来求诊。询问其经来每量少，色暗有血块，平日腰酸，睡眠时多梦，晨起口干。视其舌淡，舌边有齿印，舌中有裂纹，舌苔薄，脉弦两尺无力。两关脉弦者，肝气郁滞、肝脾失调也，腹胀亦属肝郁气滞。量少，色暗有血块为血瘀也。治以疏肝解郁，健脾益肾，活血化瘀，方用衡通益气汤加通瘀散结之品。

衡通益气汤加味：当归、川芎、桃仁、红花、赤芍、柴胡、川牛膝、枳壳、桔梗、炙甘草、生地黄、炮山甲、三七粉（药汁送服下）各10克，人参、黄芪各12克，山萸肉、生山药各30克，生山楂30克，皂角刺12克，5剂，水煎服。

复诊，服药一日经即来，询问根治之法。告知其病为肝气郁滞，气行则血行，气滞则血滞，气血瘀滞则内燥，燥则瘀滞更甚。治当疏肝健脾，通气调血，血气运行通顺则病愈，嘱服衡通散治之。

案例辨析二：

赖姓女，30岁，未婚。2005年10月曾因月经后延15天左右来诊，与服衡通散月余，病大好，以为愈也。至2006年11月又来诊，仍与服衡通散1月，后于2007年9月又来诊，诉经期又后延，近准备结婚，似此情景如何能行。来诊询问屡服乌鸡白凤丸、阿胶浆等补药亦不效，反不如服衡通散效者为何？

视其舌淡暗，苔薄，脉弦硬，面黄，询其乏力否？曰然。告知其病属肝脾肾俱虚，气血无力运行而瘀滞，是因虚致气血瘀滞。屡服衡通散有效者，方中有养血生血之四物汤，再加诸行气活血之药，服之气血得通，然效非病愈也。其肝脾肾俱虚非短期可愈，服衡通散疏通气血可增加运力，脾胃气血得以通行，冲任充盛，经方能自调。此即张锡纯先生论治二阳，即治脾胃之理。只服补药未效者，补而欠通。仍与服衡通散，嘱其可服补益之成药，与衡通散合用则为通补共用，通瘀与补药各得其用，此即张仲景治虚劳病之法，虚中夹实之治法。虚者需补，实者需通瘀，纯用补者，气血反为之瘀塞也。令其适当运动，饮食上注意不可过食寒凉，血得温则行故也。又嘱其常服山药、核桃、龙眼肉，此即饮食疗法也。

学生李洪波：例一之肝郁脾虚气血瘀滞不畅甚明，故用衡通益气通瘀之法服之即通，再用衡通散缓治之其病自当愈。而例二之赖姓女体质颇虚，其主诉屡服乌鸡白凤丸、阿胶浆而不效者为何？现代女性此病甚多，且多服保健类药与中成药不效，而老师往往用衡通法服之则效的道理是以通为用，衡则需通，通之则衡。临证每见老师四诊结合，验舌辨脉，辨病辨证再予施治，然如何能够辨证运用衡通法，何证该多用补法，何证需多用通瘀之法，何证该用通补兼备之法呢？

李静：肾虚则肾色上泛，故面色晦暗或面部有暗斑，舌淡暗，苔薄白，脉沉细，为肾虚致瘀之征，瘀重也，治需攻瘀益肾并重之。舌淡、苔薄、脉细无力，为血虚之征，瘀轻，治当养血益气佐以通瘀，多补少通，用静药需重，动药宜轻。舌淡、苔薄、脉沉迟无力，为虚寒之征，虚寒为瘀滞之轻者，补气温通即可。舌暗、苔白、脉沉紧或沉迟，也为实寒之征，因寒致瘀之重者，血得寒则凝是也，治之当温通攻散并重，佐以补药，为攻多通多。舌象正常，脉弦属气滞之轻者，治当疏肝理郁，气顺血自通。舌紫、舌面有裂纹为气滞之重者，气滞则血滞，疏肝理气、活血化瘀并用是也。舌淡胖、苔白腻、脉滑属痰湿，气滞血瘀则痰湿积聚，疏通气血，气顺血通痰湿自散也。

因此，月经后期是气血瘀滞兼有所偏，用衡通法疏通气血，用对证之药纠偏即攻病，瘀滞重者用衡通汤，瘀滞轻者用衡通散。衡通汤、散属动药，补益之药属静药，纠偏之药攻病为抓主证。气血瘀滞重者，则以衡通汤攻病，佐以补益之药。肾气虚者需辨其阴虚阳虚，则补肾之药为主药，然亦需视其所偏。偏阴虚者，滋其肾阴并顾其阳，偏肾阳虚者，补其肾阳亦顾护其阴。滋阴之药属静药故量宜重，助阳之药属动药量须适当方不致伤阴。养血之药属静药量亦需重，通瘀之药则量轻即可。寒之实者温之通之且需辨其寒重与瘀重，寒之虚者则需补药重而温通药轻。痰湿型需辨其寒热虚实，疏通气血则痰湿所偏散之易，所谓气顺痰自消，瘀自除，经自调也。

第三节　月经先后无定期

师承切要

师承切要者，师承张锡纯先生"月经先后无定期"论治之精要，以及自己领悟与运用张先生之学说及临床的心得体会，力求切中要点。书中之理冲汤及丸、十全育真汤、理饮汤、理痰汤、温冲汤、资生通脉汤等诸方论治，从整体出发，辨证论治，找出"月经先后无定期"的病因为肾虚、脾虚和肝郁，偏差为冲任气血不调，血海蓄溢失常。纠正偏差，用衡而通之之兼备法组方，视其所偏，抓主证，用对证之方或对证之药一二味专攻其处，又加补药以为之佐使，是以邪去正气无伤损。书中之资生汤、醴泉饮、既济汤、来复汤、升陷汤、理血汤等诸方论，药物编中之鸡内金、三棱、莪术、穿山甲、三七、茜草、海螵蛸解等，医论、医话编中皆有论及，读者宜细读之，博览群书，于无字句处读书，触类旁通，有是证用是方，有是证用是药，不可拘于病名，用于治疗西医学之排卵型功能失调性子宫出血病的月经不规则病。

《医学衷中参西录》书中原文

中将汤

以调妇女经脉，恒有效验。门人高某曾开其方相寄，药品下未有分量。愚为酌定其分量，用之甚有功效。今将其方开列于下，以备选用。

延胡索（醋炒）三钱、当归六钱、官桂二钱、甘草二钱、丁香二钱、山楂核（醋炒）三钱、郁金（醋炒）二钱、沙参四钱、续断（酒炒）三钱、肉蔻、赤石脂（炒）三钱（去石脂不用）、苦参三钱、怀牛膝三钱，共十二味，轧作粗渣，分三剂。每用一剂，开水浸盖碗中约半点钟，将其汤饮下。如此浸服二次，至第三次用水煎服。日用一剂，数剂经脉自调。此方中凉热、补破、涩滑之药皆有，愚所酌分量，俾其力亦适相当，故凡妇女经脉不调证，皆可服之，而以治白带证尤效。

李静讲记

张锡纯先生之理冲汤、安冲汤、中将汤诸方论治为变法。张先生在十全育真汤方论中曰："《金匮》虚劳门诸方，虽皆有效，而一方专治虚劳门一证。若拙拟十全育真汤，实兼治虚劳门诸证。如方中用黄芪以补气，而即用人参以培元气之根本。用知母以滋阴，而即用山药、元参以壮真阴之渊源。用三棱、莪术以消瘀血，而即用丹参以化瘀血之渣滓。至龙骨、牡蛎，若取其收涩之性，能助黄芪以固元气；若取其凉润之性，能助知母以滋真阴；若取其开通之性（《神农本草经》龙骨主癥瘕，后世本草亦谓牡蛎消血），又能助三棱、莪术以消融瘀滞也。至于疗肺虚之咳逆、肾虚之喘促，山药最良。治多梦之纷纭，虚汗之淋漓，龙骨、牡蛎尤胜。此方中意也，以寻常药饵十味，汇集成方，而能补助人身之真阴阳、真气血、真精神，故曰十全育真也。"

而肾虚型或先或后常见量少，常可致瘀而有经闭之虞；肝郁肾虚量偏多者则有崩漏之象；脾虚血失统摄之轻者则量少，重者量多。肝郁则气滞，气滞则血瘀，偏热偏虚皆可致瘀。因此，此病诸型所用之方药均需随证加减方为得宜。而肝郁则致脾虚，脾虚则可令肾虚，脾肾虚可导致肝气郁滞，肝气郁滞则气血瘀滞。故衡通法，以疏通气血、平衡阴阳的衡通汤为主方。

月经先后无定期是冲任失调，故掌握好肝脾肾之所偏，纠而正之为要点。而肝性刚，肝郁则侮脾，脾虚则肾失所养，肾失所养则肝易郁，郁则气滞，气滞则血为之瘀，瘀则脾肾更为之虚，则冲任失调，经来无定也。临证每需用张锡纯先生理冲汤后方论指导辨证施治，尽量不用或少用理气破气耗气之药。

肝性刚，宜疏之缓之，郁则疏之，急则缓之，不宜伐之。张先生擅用黄芪、知母、生鸡内金、三棱、莪术以理其冲，理冲汤加减法甚详，于无字句处读书，触类旁通，当可理解为肝虚甚者可重用山萸肉以条达之，气虚重用人参，脾虚重用生山药，寒加桂、附，热加芩、连，则张先生此理冲汤亦为衡而通之之法也。先生用药之精，辨证之细，用对证之药一二味以攻病，用药组方总以能令其衡为要，至为可贵。明此理者，则月经先期可治，月经后期亦可治，月经先后无定期可治，实为有是病用是法，有是证用是方药是也。

我悟出先生此论，故有衡通理冲汤、散之变通法，月经先后无定期之偏虚者，可服汤剂加减运用；体不虚者服衡通理冲散。随证施治，灵活用药，用药攻病，以胜病为主不拘用量，然此仍属衡通法也。

衡通理冲散

当归、川芎、桃仁、红花、赤芍、柴胡、川牛膝、枳壳、桔梗、甘草各 10 克，炮山甲、三七粉各 20 克，生鸡内金 40 克。研粉，每服 10 克，每日 2 次，重证日服 3 次。

读张先生理冲汤、丸论及书中之鸡内金解，明白先生生用水蛭为发前人所未发。生鸡内金之运用更是平淡之药治大病的极高境界。读《医学衷中参西录》则可明白张先生擅长用平淡之方、平淡之药治病之理，实则如先生所论，明白理冲者，调理冲任之偏差之理也。张先生所处年代，西医药尚未普及，中药也还地道，而现代由于环境与西药的大量运用，人体的结构与用药反应已大不相同。一是中药的质量不如以前，二是人的耐药性增强，以及屡服西药，导致体内气血瘀滞愈来愈多。此中道理虽然为我个人的看法，然事实俱在。众所周知，血得温则行，得寒则凝。张先生也曾论及人之病热者多，寒者不过百中之二三。不论是抗生素，还是中成药之清热解毒类，其性均偏凉是事实。广东人天天都在服凉茶下火，为何还是有热气？我的看法是凉茶多偏凉性，与抗生素相差无几，所缺的就是一个"通"字。我们知道，金元四大家之刘河间为主火派，其用药偏凉，然而其用药尚知凉而不至留中，每用流通之品佐之，故其方论能流传于后世。而今之医者病者，用抗生素如同吃饭喝水一样，每见有久服消炎利胆片、龙胆泻肝丸导致糖尿病、肾衰竭者即是此理。长期服清热解毒类药，体内气血必然瘀滞，而且多为火瘀积滞，此从每诊患者，辨证多为气血瘀滞偏火瘀结者可知。当然亦有寒者，曾治廖姓女患慢性胆囊炎，有人传方于她，服用消炎利胆片达6年之久，终导致肝脾肾阳虚之糖尿病，辨证需用金匮肾气丸温补之。故我每注意患者之舌，既验舌苔，又验舌质。几乎舌尖有红紫斑点者在半数以上，区别在于舌尖红紫斑之多少而已。红斑者为瘀热尚浅，紫斑为瘀热日久，暗紫瘀斑则为瘀血矣！

案例辨析：

学生刘海宝：朋友之妻，45岁，阴道不规则性出血4年，血量较大，每次例假需要4～6包卫生巾，而且月经先后不定期。因患者讳疾忌医，自服西药"妈富隆"，效果不明显，现下眼睑苍白，身体轻度浮肿，头晕，血压偏高，舌苔白腻微黄，脉细。我认为她是气血亏虚为主，兼湿热郁阻。因患者未做检查，病情日久且复杂，补之无功，攻之不可，清热祛湿又恐伤其正，止血又恐助其湿热，请老师予以辨证论治为盼。

李静：此证屡服激素且日久，阴道不规则性出血4年，血量较大，月经先后不定期。现下眼睑苍白，身体轻度浮肿，头晕，血压偏高。此病西医辨病为排卵型功能失调性子宫出血病的月经不规则，故予以激素治疗。中医辨病属月经先后无定期，若伴有经量增多及经期紊乱，常可发展为崩漏。而此证现在崩漏已成，且年纪已45岁，至经断前后之时，又可诊为经断前后诸证也。其主要病机是冲任气血不调，血海蓄溢失常，为肾虚、脾虚、肝郁兼而有之之证。因此治疗当以扶助肝、脾、肾三脏，尤以扶肾为主，平衡肾中阴阳，兼顾其肝脾。其肝郁是必然的，肝郁则脾虚，肝郁脾虚则肾气必虚也。

月经先后无定期是冲任失调，故掌握好肝、脾、肾之所偏，纠而正之为要点。肝性刚，肝郁则侮脾，脾虚则肾失所养，肾失所养则肝易郁，郁则气滞，气滞则血为之瘀，瘀则脾肾更为之虚，则冲任失调，经来无定也。

此证非止肾气虚也，肾虚者出血量少。脾虚者出血量多，肝郁者经行或先或后，经量或多或少，色暗红，有血块。身体轻度浮肿、头晕、血压偏高皆属肝脾肾俱虚之证。师用张锡纯先生之用对证之药一二味以攻病组方，则脾虚者，人参、白术、山药、茯苓；肾虚者，附子、桂枝；肝虚者，山萸肉、黄芪；血虚者，地黄、阿胶、当归。出血多需收敛之，龙骨、牡蛎、海螵蛸；肝郁热则桑叶、白芍，方名衡通馄饨止血汤：

人参、白术、附子、桂枝、当归各 12 克，山萸肉、黄芪、生地黄、阿胶、海螵蛸、桑叶、白芍各 18 克，茯苓、山药、龙骨、牡蛎各 30克，三七粉 10 克（药汁送服下），全方可补之通之清之散之敛之涩之固之。

学生曾泽林：此病若用中医辨病，既属月经先后无定期，又属崩漏，也可属经断前后诸证。诚如老师所论，此证为冲任失调，肝郁脾肾俱虚，肝郁化热，气滞血瘀，故需用补之通之清之散之敛之涩之固之的衡通馄饨止血汤法。现代女性此证颇多，且多为服用激素类与中成药者，病家求诊每求速效，老师也常述此类病难治，而每主用衡而通之之法取效，请教其中精义何在？

李静：现代人医疗知识匮乏，于中医治病之理法的认知更差。往往认为西医法直观简便捷要，经血过多者，注射止血针即止。月经先期者，服用小小激素药片即可改变。月经后期者，注射黄体酮类即可经来。其不知月经先后无定期者，气血紊乱也。何为紊乱，即血不循常道也。为何不循常道，气机郁滞也。何为气机郁滞？西医检测各项均正常，何为紊乱？

此即积重难返，积习难改之理也。西医 B 超、宫腔镜、激素检验等，查不出问题，故只能诊断为内分泌失调，然为何失调？此即西医学之短，只知其然而不知其所以然也。

人以气血津液为本，气化功能为用。中医学之气化功能与西医学之新陈代谢、内分泌功能相类似，然又不尽相同。西医能检测出血液中各种成分的异常变化，然不能检测出中医之气，如气虚、气郁、气滞、气陷、气结、气脱。

中医学认为气行则血行，气滞则血滞。气血运行失常则病生，气血运行正常则无病。中医有极为丰富的辨证论治理论，最简单的辨证为经前期乳房胀痛与小腹胀即属气滞，故中医有经验者一看病人舌面有裂纹即可诊断其为肝气郁滞，再看其舌边有齿痕即可辨出其为肝郁脾虚，而辨为肝脾失调。脉弦属气滞，舌尖边暗紫、有瘀斑属瘀血，脉涩滞亦属瘀血。气血虚者望形色即可辨出，舌淡即为虚，脉无力亦为虚。

中医之精髓者，整体观念、辨证论治也。衡而通之之法，找出偏差令其衡是也。此病月经不调、先后无定期者，失其衡也。衡则需通，通之则衡。气虚者佐以益气，气充则血得通则衡是也。气郁者通之则郁散，血瘀者通之则血顺，气通血顺，何患之有？

第四节　月经过多

师承切要

师承切要者，师承张锡纯先生"月经过多"论治之精要，以及自己领悟与运用张先生之学说及临床的心得体会，力求切中要点。书中之安冲汤、固冲汤诸方论治，从整体出发，辨证论治，找出病因多为气虚、血热和血瘀，偏差为冲任不固，经血失于制约而致血量多。出血量多而导致气血瘀滞，故病情错综复杂，纠正偏差，临证用衡通法组方，视其所偏，抓主证，用对证之方或对证之药一二味专攻其处，又加补药以为之佐使，是以邪去正气无伤损。书中之理冲汤及丸、十全育真汤、既济汤、来复汤、升陷汤、理血汤诸方论，药物编中之当归、黄芪、龙骨、牡蛎、三七、茜草、海螵蛸解等及医论、医话编中皆有论及，读者宜细读之。博览群书，于无字句处读书，触类旁通，有是证用是方，有是证用是药，不可拘于病名，用于治疗西医学之排卵型功能失调性子宫出血病引起的月经过多。

《医学衷中参西录》书中原文

安冲汤

治妇女经水行时多而且久，过期不止或不时漏下。

白术六钱（炒），生黄芪六钱，生龙骨六钱（捣细），生牡蛎六钱（捣细），大生地六钱，生杭芍三钱，海螵蛸四钱（捣细），茜草三钱，川续断四钱。

李静讲记

本人经验是，西医辨病有炎症者，急性者易治，辨证属血热型者为多。慢性炎症与子宫肌瘤、子宫内膜异位者难治，相当于中医之癥瘕，有形之瘀积结滞是也，理冲汤、丸之主治之证也。于无字句处读书，触类旁通，则气虚证用衡通益气固冲汤，血热证用衡通清经汤，血瘀证用衡通止血汤。

衡通益气固冲汤

人参12克，阿胶、黄芪各18克，山萸肉、生山药、龙眼肉各30克，生龙骨、生牡蛎各24克，水煎服。有瘀滞者合用衡通散每服

6～10克，日2次。

衡通清经汤

生地榆、白头翁、白芍、白茅根各30克，羚羊角丝6克，水煎服。衡通散每服6～10克，日2次。

衡通止血汤

当归、黄芪、桑叶、生地黄、白芍、生山药、山萸肉各30克，三七粉10克（药汁送服下）。热重加羚羊角6～10克，出血重加藏红花10克，水煎服。

月经过多之气虚型，师用张锡纯先生用对证之药一二味以攻病，则人参、黄芪是也。佐以补药可辨其阴虚阳虚，阴虚者舌红紫、苔薄或光，佐以生地黄、阿胶。阳虚者舌淡、苔白润滑，佐以黑附子、三七。血热型者舌红紫赤，舌尖有红紫斑点高出舌面，苔黄腻或白腻，用对证之药一二味以攻病，则生地榆、白头翁重用之，实热可重用至60克，热重加羚羊角6～10克，出血重加藏红花10克。

经验认为，病情复杂之风湿瘀燥兼有之证颇难治之，疏风往往致燥，祛湿也往往伤阴耗液而致燥，活血化瘀有出血之嫌且亦可致燥，而诸病因皆可令出血过多，津液耗损体内燥涸是也。此证乃风湿瘀燥且多为屡经服用止血类药与激素类药而效，但仍反复发作者。此证之舌质多为淡或紫，舌苔多白滑而燥。其风与湿燥皆可从舌质舌苔中辨出，瘀则需从舌之紫暗与西医辨病可以辨出。西医辨病为功能失调者气虚型为多，辨病为炎症者，血热型为多。西医辨病为子宫肌瘤、盆腔慢性炎症、子宫内膜异位症、慢性子宫附件炎、输卵管堵塞、卵巢囊肿等病，则相当于中医之癥瘕，即有形之瘀结，血瘀气滞兼夹所偏之证。瘀结之轻者，即中医"癥瘕"之"瘕"，时聚时散，有时有形有时无形，故西医检测不能检出，而"癥"即属有形，"癥"病之初，有时也不能检验出来，待到检测出时，西医往往主张手术。良性肿瘤手术未尝不可，然亦需辨证论治，解决瘀结之病因。恶性肿瘤手术实亦不能解决长出肿瘤之病因，而应用化疗药物，则更为耗损正气，得不偿失之举也。

释疑解难

案例辨析一：

《医学衷中参西录》书中验案

友人刘某其长子妇，经水行时，多而且久，淋漓八九日始断，数日又复如故。医治月余，初稍见轻，继又不愈。延愚诊视，观所服方，即此安冲汤，去茜草、螵蛸。遂仍将二药加入，一剂即愈。又服一剂，永不反复。刘某疑而问曰：茜草、螵蛸，治此证如此效验，前医何为去之？答曰：彼但知茜草、螵蛸能通经血，而未见《内经》用此二药雀卵为丸，鲍鱼汤送下，治伤肝之病，时时前后血也。故于经血过多之证，即不敢用。不知二药大能固涩下焦，为治崩之主药也。

案例辨析二：

邻居吴姓女，47岁，数月来因家事繁多过劳，经来量多如崩，每需七八日方止，近日经又来，量颇多，感觉头晕来诊，视其舌紫，苔白腻厚，脉弦滑大。脉象如此为冲任不固、精气神外泄。家事繁多则为怒伤肝，肝性刚则侮脾，脾为所困，湿热郁结，血失所统故经来量多如崩。处方：白头翁、生地榆各60克，白芍30克，炙甘草18克，赭石60克，3剂，水煎服。

后述服一剂量即大减，三剂即止。嘱其下月如多则需再服，后竟未发作。

案例辨析三：

王姓女，年38岁，经朋友介绍来诊。主诉经来量多，平日少腹隐痛，经来开始则腹痛，每有血块，每多为八九天且量多，后仍淋漓数日方止，病已年余，曾服中药与中成药未效。现出现睡眠差、精神疲乏，故来诊。视其舌紫暗、苔薄白，脉弦滞。辨证属肝郁脾虚气血瘀滞，冲任不固。与服衡通散方，嘱服一月以观疗效，三月为一治疗周期。

一月后来复诊，诉此次经来量大减，四五日即净，且血块大减，腹痛未作。仍服衡通散至三月，病愈。

案例辨析四：

魏姓女，40岁，经人介绍来诊。经来量多8年，曾有数次因出血量过多而休克。每来量多且有血块，腹痛，脘痞胁胀，每月均有几天因出血量多不能行步，因此病而导致工作丢失，每至经来则恐惧万分，每需至医院注射止血针药。此次为先行注射止血针方敢来诊。视其舌淡暗，舌尖边有暗紫瘀斑，舌边齿印明显，舌面有细裂纹数条，苔薄白，脉弦细紧。

其病已久必有瘀滞。脉弦与舌面裂纹即属肝郁气滞，舌有暗紫瘀斑属血瘀。脉细主肝血已虚。苔薄为血燥生风，舌边齿印属脾虚，脘痞腹胀是也。脉紧是气滞血瘀主脾痛。辨证为肝郁脾虚，气血瘀滞。风者，气滞血瘀肝血虚燥极生风也！风者，恐惧感、精神紧张之谓也！

因其已注射止血针剂，中医论治当益肝之虚，主药用山萸肉，黄芪、人参补气以令其条达，当归以活血生血通瘀，白芍、炙甘草缓急，生山药以补脾，生鸡内金以消胀化瘀，三七以止血化瘀，方用衡通止血汤：

当归、黄芪、桑叶、生地黄、白芍、生山药、山萸肉各30克，三七粉10克（药汁送服下）。3剂，水煎服。

复诊：三日后来诊，诉服中药一剂则出血大减，较之以前只用止血剂效速，三剂服完血已全止。乃告知其体内肝脾气血之虚已甚，且气滞血瘀，体内因虚而屡用止血药导致无形之瘀积。反复与其讲述经来量多之理，让其明白病久屡用止血药而屡屡发作的道理。只用止血药是治标，然为何会出血量过多呢？肝脾虚而血失统摄也。现在无形之积结已成，只用止血药只会增加瘀结的程度，而过用通瘀之药则可致体更虚。故只能用衡而通之之法，顺其自然，让体内气血通顺，疏肝解郁，佐以益气健脾之药，假以时日病方能愈。与其服衡通散方。嘱下月经来仍可服。然此证下月来时量仍多，患者恐惧，又去注射止血药，中药又服三剂后，即认为此病难以治愈而未再来诊。

案例辨析五：

青姓女，年32岁，因婚姻不幸，致头晕乏力，精神困倦，失眠多梦，心烦意乱，性情急躁易怒，经来不定，多则十余日，少则七八日。现全身均感不适，已不能胜任工作，走路精神亦感不支。曾服多剂中药、西药均不见效，痛苦万分，经人介绍来诊。患者说在澳大利亚工作时亦曾求医多次终不见效，不得已回国来，现走路的力气也不够，工作亦勉强。据其病史诊断乃冲任失调，肝气郁结。处以张氏理冲汤加连翘12克，服三周后睡眠明显好转，但经来已8天量仍很多，思之理冲汤中之生鸡内金、三棱、莪术究于经来量多不合，处老妇血崩方加味：

生地黄50克，黄芪、当归、桑叶、生白芍各30克，三七粉10克（药汁送服），连翘12克。

服至十四剂，患者自己总结说诸症皆已大愈，现在已能胜任工作，睡眠已正常，心情亦不烦躁，经来亦恢复，五六天即止。后嘱其服衡通散三月以巩固之。

学生曾泽林：曾听老师讲月经过多与崩漏治法相差无几，并说此症有易治者，有难治者，有难以治愈者，可证老师之求实务实的治学态度。何证易治？何证难治？为何有难以治愈者呢？

李静：月经周期正常，经量明显多于既往者，称为"月经过多"，相当于西医学排卵型功能失调性子宫出血病引起的月经过多，或子宫肌瘤、盆腔炎症、子宫内膜异位症等。排卵型功能失调者，气化郁滞，是为无形之结也。若为子宫肌瘤、盆腔炎症、子宫内膜异位症等，是为有形之结之轻者，至重者为恶性肿瘤也。气虚型则多为功能失调，是因气虚而运化失常，即中医所说的冲任不固。而血热型则与炎症相似，血瘀多与子宫肌瘤、子宫内膜异位症等相似。气虚者则易导致炎症的产生，炎症的发生又可导致子宫肌瘤、子宫内膜异位症的形成。

所以说气虚则血失统摄是气化失常，属无形之结。易治者，体未虚之炎症，炎症祛则病愈。难治者，体质虚之子宫肌瘤、子宫内膜异位症所致的月经过多，攻邪则正易虚，扶正则邪易盛，需扶正与攻邪并用，是以难治。难愈者，无形之结之病久且重者，体虚则需补，补则视为固涩止血，然肝郁则疏泄调达失常，补之则滞邪，攻之疏泄太过则伤正，攻补兼施则需时日。现代人病此证，每用西医法止血针、激素类药，用之即效，停药又发，数载已过，体内气血瘀滞成也。而病人往往用西医治标之法来衡量中医，数载不能愈之痼疾，求治于中医者，往往要求速效，此即难以治愈之病也。

案例二之病初未久，体尚未虚极，肝郁导致湿热郁结为炎症，故愈之速。案例三之肝郁脾虚气血瘀滞，故愈之缓。案例四为病久体虚极之无形之结且重者，病家又要求速愈，是为难愈之病也。案例五属气血俱虚肝郁偏热，属无形之结，理其冲，益其气血，通其瘀，假以时日故能愈之。

第五节　月经过少

师承切要

师承切要者，师承张锡纯先生"月经过少"论治之精要，以及自己领悟与运用张先生之学说及临床的心得体会，力求切中要点。书中理冲汤及丸、理饮汤、温通汤、资生通脉汤诸方论治，从整体出发，辨证论治，找出"月经过少"的病因为肾虚、血虚、血寒和血瘀。偏差为精亏血少，冲任气血不足，或寒凝瘀阻，冲任气血不畅，血海满溢不多，纠正偏差需用衡而通之之兼备法。用衡通法组方，视其所偏，抓主证，用对证之方或对证之药一二味专攻其处，又加补药以为之佐使，是以邪去正气无伤损。书中之资生汤、十全育真汤、既济汤、来复汤、升陷汤、理血汤诸方论，药物编中之当归、人参、黄芪、山药、鸡内金、三棱、莪术、穿山甲解等及医论、医话编中皆有论及，读者宜细读之，博览群书，于无字句处读书，触类旁通，有是证用是方，有是证用是药，用于治疗西医学之性腺功能低下、子宫内膜结核、炎症或刮宫过深等引起的月经过少。

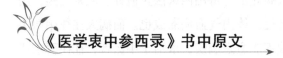

《医学衷中参西录》书中原文

当归解

当归：味甘微辛，气香，液浓，性温。为生血、活血之主药，而又能宣通气分，使气血各有所归，故名当归。其力能升（因其气浓而温）能降（因其味浓而辛），内润脏腑（因其液浓而甘），外达肌表（因其味辛而温）。能润肺金之燥，故《神农本草经》谓其主咳逆上气；能缓肝木之急，故《金匮》当归芍药散，治妇人腹中诸疼痛；能补益脾血，使人肌肤华泽；生新兼能化瘀，故能治周身麻痹、肢体疼痛、疮疡肿疼；活血兼能止血，故能治吐血、衄血（须用醋炒取其能降也）、二便下血（须用酒炒取其能升也）；润大便兼能利小便，举凡血虚血枯、阴分亏损之证，皆宜用之。唯虚劳多汗、大便滑泻者，皆禁用。

当归之性虽温，而血虚有热者，亦可用之，因其能生血即能滋阴，能滋阴即能退热也。其表散之力虽微，而颇善祛风，因风着人体恒致血痹，血活痹开，而风自去也。至于女子产后受风发搐，尤宜重用当归，因产后之发搐，半由于受风，半由于血虚（血虚不能荣筋），当归既能活血以祛风，又能生血以补虚，是以愚治此等证，恒重用当归一两，少加散风之品以佐之，即能随手奏效。

李静讲记

西医学辨病为性腺功能低下之月经过少，多属中医之肾虚，而子宫内膜结核、炎症或刮宫过深等引起的月经过少，如果发展可形成闭经。

子宫内膜结核、炎症等消耗了血液故致月经过少，而刮宫过深是子宫受损。炎症可导致血瘀致经量过少甚则可闭经，肾虚是肾气不足导致经血亏虚而欲多不能，子宫因受创伤而过少。月经过少之肾气虚者，肾气虚是主因，肾气不足则精血亏虚，是因气虚致气血瘀滞，故经来量少色淡暗质稀，经色之淡暗即属瘀也。血虚则血失所养，血虚是主因，故需养血益气。血寒者，血得寒则凝致瘀，故需温通之。血瘀型血瘀是主因，然多兼夹所偏，有血瘀气滞者，有血瘀气滞夹热、夹寒者。故肾气虚者亦当辨其有无气血瘀滞，血虚者养血益气为主，加用通瘀之药，然量需轻。血瘀证通瘀需加益气之补药，通瘀之药得益气之药则易通而正不致伤。此即张锡纯十全育真汤，张仲景之大黄䗪虫丸、百劳丸、下瘀血汤，王清任之诸逐瘀汤，均属兼备法。对血虚型张先生曾用当归一味八钱治之即效，证明当归有生血之效，通瘀之功即是此理。

于无字句处读书，触类旁通之理，师承张锡纯先生用对证之药一二味以攻病组方，即肾气虚、血虚、血寒、血瘀诸月经过少，方中均有当归，则当归是为主药，气虚加补气，血虚合用养血之品，血寒伍以温药，血瘀合用化瘀之品是为常法。如此论之，则衡通汤可为基本方，肾气虚者用衡通补元汤，血虚者用衡通养血汤，血寒者用衡通温经汤，血瘀者用衡通温通汤。

衡通补元汤

生鸡内金、炙甘草、人参各 12 克，山萸肉、熟地黄、枸杞子、生山药各 30 克，杜仲 18 克，水煎服。衡通散每日 2 次，温开水送下，每服 6 ～ 10 克。

衡通养血汤

人参、黄芪、生鸡内金、炙甘草、丹参各 12 克，鸡血藤、阿胶各 18 克，熟地黄、生山药、山萸肉、枸杞子各 30 克，水煎服。衡通散每日 2 次，温开水送下，每服 6 ～ 10 克。

衡通温经汤

生鸡内金、黑附子、桂枝、生姜、炙甘草各12克，杜仲、鸡血藤、怀牛膝各18克，水煎服。衡通散每日2次，温开水送下，每服6～10克。

衡通温通汤

当归、川芎、桃仁、红花、赤芍、柴胡、川牛膝、枳壳、桔梗、炙甘草、生地黄、炮山甲、桂枝、三七粉（药汁送服下）各10克，白芍18克，黑附片、生姜、皂角刺各12克，水煎服。

临证要点

肾气虚型月经过少者，一般症状多不在意，故以月经过少来诊者多为不孕症，西医辨病为黄体功能不全、性腺功能低下。故临证需注重问诊，每有患者经西医诊断服用激素者，服之经来即多，不服则少，终难成孕，或孕不能保，肾气不固是也。血虚型多因炎症或为子宫受损，故气虚、血虚者需用多补少攻之法，而血寒、血瘀型血瘀气滞偏重，故可用衡通汤法，通瘀与纠偏并重之。肾气虚型与血虚型气血虚偏重，故补益气血之药属静药宜重用，衡通汤需轻或径用衡通散即可。肾气虚、血虚可导致炎症，炎症与子宫受损可导致血瘀，血寒则可导致气滞血瘀，而气血瘀滞可导致气血俱虚，故辨证论治、组方用药总以与病机相符为要点。

释疑解难

案例辨析一：
《医学衷中参西录》书中验案

一少妇，身体羸弱，月信一次少于一次，竟致只来少许，询问治法。时愚初习医未敢疏方，俾每日单用当归八钱煮汁饮之，至期所来经水遂如常，由此可知当归生血之效也。

案例辨析二：

欧姓女，年 37 岁，经来量少伴长期失眠来诊。视其舌淡，舌尖有细小红斑点，苔薄白，脉弦。主诉经来量极少，经来不畅，色暗。辨证属血瘀气滞血虚生风且燥。治以衡通理冲汤加桂、附、桑寄生，水煎服，7 剂。

复诊：上方效。

改服衡通补肝益肾汤：

生地黄、玄参、桑椹、山萸肉、枸杞子、桑寄生各 24 克，白芍、丹参、白茅根、生山药各 18 克，生山楂、炙甘草各 12 克，水煎服，7 剂。衡通散每服 10 克，每日 3 次，温开水送下，嘱服一月。

案例辨析三：

康姓女，年 35 岁，经来量少，腹痛，腰痛。病已六年余，屡治不愈。体形尚可，现右侧腰痛，左少腹疼痛又作，夜间痛甚。视其舌淡紫，舌中有一条浅裂纹，舌尖有少许紫暗瘀斑，苔薄白滑，脉细濡，左关弦有力。据此舌与脉证，辨证属肝气郁滞，血瘀风胜致体内燥结，治以衡通止痛汤加味：

当归、川芎、桃仁、红花、赤芍、柴胡、川牛膝、枳壳、桔梗、生地黄、乳香、没药、三七粉（药汁送服下）各 10 克，炮山甲、皂角刺各 12 克，生白芍、炙甘草、山萸肉各 30 克，3 剂，水煎服。

复诊：诉服上方后，阴道排出暗色血块状物，腰腹痛即立减，三剂服完，腰腹疼痛止，现仍有右肩背处疼痛感，鼻塞，流涕，与服衡通温通止痛汤三剂：

炮附片、桂枝、炙甘草各 12 克，皂角刺、鸡血藤各 18 克，白芍、桑寄生各 30 克，乳香、没药、麻黄、桑枝各 10 克，大黄 3 克，水煎服，3 剂。衡通散每服 10 克，每日 2 次，嘱服二十天。

学生曾泽林：诚如老师所论，月经过少病人多以其他症状就诊。中医辨证求因，月经过少必有其因。而找出病因即是其所偏，纠正偏差其病自愈。那么衡通法之通与补的要领具体应该如何运用呢？

李静：肾气虚者舌淡、苔薄，脉沉细，是虚多瘀少，故需多补少通，补药属静药宜重，故用衡通补元汤；血虚者舌淡苔薄，脉细无力，衡通养血汤也是少通多补，益气养血药属静药故重用之；血寒者舌暗苔白，脉沉紧，用衡通温经汤是以温经为主，以通为用；血瘀者舌紫暗，或有瘀斑紫点，脉涩有力，用衡通温通汤是通瘀为主故用之。

张先生书中案例之血虚案用当归一味即可治之，于无字句处读书，则血虚证当以生血养血为主，当归可谓一药两用，既可生血又可通瘀，是血虚者虚多瘀少也。例二之经来不畅、色暗属气血瘀滞，且腹痛腰痛均属瘀而偏虚，故先以衡通理冲汤加桂、附、桑寄生通补并用，血得温则行故加桂附，复诊诸症减，故用衡通补肝益肾汤是为多补少通。例三属肝气郁滞，血瘀风胜，气滞血瘀明显，腰腹疼痛为主证就诊，故用衡通止痛汤通瘀止痛，服后阴道排出暗色血块状物，腰腹痛立减即是此理。瘀重者重用通，佐以补药；虚重者重用补药，佐以通瘀，抓主证，用主攻之药攻病，有是证用是方、用是药也。

第六节　经期延长

师承切要

师承切要者，师承张锡纯先生"经期延长"论治之精要，以及自己领悟与运用张先生之学说及临床的心得体会，力求切中要点。书中之安冲汤、固冲汤诸方论治，从整体出发，辨证论治，找出"经期延长"的病因为气虚、虚热和血瘀，偏差为冲任不固，经血失于制约而致经期失衡。纠正偏差临证用衡通法组方，视其所偏，抓主证，用对证之方或对证之药一二味专攻其处，又加补药以为之佐使，是以邪去正气无伤损。书中之玉烛汤、升陷汤、资生汤、十全育真汤、既济汤、来复汤、理血汤诸方论，药物编中之当归、黄芪、龙骨、牡蛎、穿山甲、三七、茜草、海螵蛸解等及医论、医话编中皆有论及，读者宜细读之，博览群书，于无字句处读书，触类旁通，有是证用是方，有是证用是药，不可拘于病名，用于治疗西医学之排卵型功能失调性子宫出血病的黄体萎缩不全、盆腔炎症、子宫内膜炎等引起的经期延长，宫内节育器和输卵管结扎后引起的经期延长。

李静讲记

临证每有气虚、血虚偏热与血瘀兼有之证，亦有气滞血瘀夹热之证，更有气血瘀滞风湿热燥诸证兼而有之之证，屡经医治，且多为服用西药激素类与止血剂类而反复发作者，治之颇难。故妇科学之论是为常法，师承张锡纯先生安冲汤、固冲汤、理冲汤诸论是为变法，用对证之药一二味攻病组方，随证施治方为变通运用之兼备法。故衡通益气固冲汤是为治气虚型，衡通固阴汤可用于虚热型，衡通止血汤加减运用于血瘀型。而于复杂之证则需数法并用之，实为衡通法，总以与病机相符，气虚者益其气，虚热者滋阴清热，血瘀者化其瘀，风湿热燥致瘀者，则非用兼备法方可胜任是也。

释疑解难

案例辨析：

陈姓女，23岁。来诊诉经期延长，开始四五日量多，后则淋漓不断持续五六日方净，西医辨病为功能性子宫出血，此即中西医结合之长处。西医辨病为功血，然治之不能愈，中医则需辨证论治。

视其舌紫，舌尖有紫红斑，舌边有齿痕，舌苔薄白腻且燥，脉弦两

第三章 月经病

尺弱而无力。舌紫即属瘀热，舌尖之紫红斑属瘀热郁结，舌边齿痕脾虚则明。苔薄白腻燥者，湿热瘀滞。脉两尺无力者，肾阴虚之证也。辨证属脾肾气血两虚，肝郁热结。现因经来量多如崩，当先清其肝脾郁滞之热，治以衡通清散汤加三七：

生地黄、白茅根、夏枯草各30克，连翘18克，羚羊角丝3克，加三七粉10克（药汁送下），3剂，水煎服。衡通散每服6～10克，日2次。

复诊时，服药三剂，血止。视其舌尖红紫斑大减，嘱服衡通理阴散，每天服3次，每次服10克。衡通理阴散：

当归、川芎、桃仁、红花、赤芍、柴胡、川牛膝、枳壳、桔梗、炙甘草各10克，炮山甲、三七粉各20克，生鸡内金40克，葶苈子20克。研粉，每服10克，日服3次。

学生曾泽林： 中医教科书将此证辨证分型为气虚、虚热、瘀血三型，而老师此案显非此单纯型者，乃气血瘀滞、脾肾俱虚、肝郁热结兼而有之之证，故清其热、散其郁、通其瘀是为切中病机。从此可以明白老师论现代人多有不同程度的气血瘀滞兼有所偏，其理甚明。因此，如何辨出其病机，如何抓主证，还请老师给予讲述之。

李静： 经期延长临证所治大多症状为淋漓日久，明显严重兼量多或不孕症患者。西医辨病为黄体萎缩不全者，中医辨证多属气虚夹瘀，补气兼以疏通气血愈之缓也。西医辨病为盆腔炎症、子宫内膜炎等，属气血瘀滞气血虚偏热，导致气血瘀滞者为多。临证于西医辨病为黄体萎缩不全者，需辨其气虚、虚热与血瘀气滞之程度，组方遣药，补气之时兼以化瘀理气，滋养阴血清热时也须注意其气血瘀滞。而于血瘀型更不可为西医炎症病名所拘，只用消炎类清热解毒药而致气血更加瘀滞，于活血化瘀之时注意用补药佐之是为要点。

对于功能性子宫出血之证，因气滞与热结皆属无形，故西医不能检测出来，而中医则可从四诊辨出。舌紫即属有瘀，舌中有裂纹即属肝气郁滞，舌尖有红紫斑点高出舌面即属郁热，舌尖紫红斑隐于舌下即属瘀热。舌红紫苔薄或光即为阴虚内燥，舌边有齿痕即属脾虚，尺脉无力多属肾虚。凡可攻者便非纯虚，凡不可攻者即非纯实。若只为气虚、虚热、血瘀治之则易，也应考虑是否有瘀。临证当首先考虑其是否有瘀，以及瘀之程度。只补其气，只清其虚热，瘀何能散？只治其瘀，必伤其气。若能益气、滋阴清虚热时兼通其瘀，通瘀之时兼补其气、滋其阴，是为立于不败之地之法也！

第七节　经间期出血

师承切要

师承切要者，师承张锡纯先生"经间期出血"论治之精要，以及自己领悟与运用张先生之学说及临床的心得体会，力求切中要点。书中之安冲汤、固冲汤诸方论治，从整体出发，辨证论治，找出"经间期出血"之病因为肾阴虚、脾气虚、湿热和血瘀，偏差为阴阳转化不协调，纠正偏差用兼备法，临证用衡通法组方，视其所偏，抓主证，用对证之方或对证之药一二味专攻其处，又加补药以为之佐使，是以邪去而正气无伤损。书中之资生汤、十全育真汤、醴泉饮、既济汤、来复汤、升陷汤、理血汤诸方论，药物编中之当归、黄芪、龙骨、牡蛎、穿山甲、三七、茜草、海螵蛸、白芍解等，医论、医话编中皆有论及，读者宜细读之，博览群书，与无字句处读书，触类旁通，有是证用是方，有是证用是药，不可拘于病名，用于治疗西医学之排卵期出血。

李静讲记

性成熟女性由于卵巢的周期性变化，内分泌激素的分泌增加，性敏感程度亦随之增强，前庭大腺和阴道的分泌亢进，表现出较强的性欲望。女性排泄欲不如男性明显，但常常有周期性的变化，即中医所称的"氤氲期"。运用中医药治疗本病有较好的效果，不存在西药的副作用。随着生活工作节奏的加快，本病越来越多见。

妇科学诸型论治是为常法，师承张锡纯先生论点，用理冲汤、安冲汤、固冲汤等论是为变法。如此论之，用衡通法辨证论治，找出偏差，师承张先生用对证之药一二味攻病组方，佐以补药是为变通巧治之法。肾阴虚则内热，舌红、少苔、脉细数是为明证。若舌紫、舌尖有红紫斑点隐于舌下则为阴虚瘀热。舌淡、苔薄、脉缓弱是为脾气虚，舌边有紫暗斑即属有瘀。舌红、苔黄腻、脉滑数属湿热并重，舌尖有红紫斑点高出舌面属气滞血瘀湿热并重。舌紫暗或有瘀点，脉涩有力属瘀血，舌中有裂纹则属气滞，裂纹重者肝郁气滞重也，气滞则血瘀，故气滞血瘀兼夹诸证则需用兼备法。舌面有一分裂纹即代表有一分气滞，舌质有一分紫暗即属有一分瘀滞，舌尖有一分红紫斑点即属有一分瘀热。气血瘀滞之偏差即体内失去平衡，其出现之偏差即为病因。用衡通法衡量之，找出病因祛除病因方能衡，体内衡则舌之裂纹自消，瘀斑自散，红斑自退。如能结合脉证，结合西医法辨病，则现代中医之辨病、辨证论治之法，可令病邪无所遁形，较之单纯西医之对症治疗，消炎、止血、调节内分泌等，以及纯中医之只重辨证，症状消除即认为病愈来说，衷中参西，以中为主，是为永立不败之地之法，现代中医最佳之路也。

再论之，西医之辨病，于炎症则用抗生素消炎，出血多给止血药，内分泌失调给予调节，岂不知消炎类抗生素可令人气滞血瘀，止血药可令人血瘀气滞，激素类药可令人气机郁滞终致气血瘀滞。现代中医面对的是诸多屡经西医辨病诊治的病人，服用抗生素则炎症消，停用则又复发，久之则产生耐药性。出血多的服用止血药、激素药则止，停药则又发，重者导致体内气血紊乱，此即临证所遇患者多有气血瘀滞、病机复杂之因，乃不得不面对之现实。中医辨证属肾阴虚者多，肝肾阴虚者亦多，肝脾肾阴虚者、肝脾肾阴阳俱虚者、肝脾肾阴阳俱虚夹气血瘀滞者，均属难治之证也。此类患者西医辨病为内分泌失调，故用激素、维生素以治之，中医于肾阴虚者，滋补肾阴清其虚热愈之缓，如能考虑病因肾阴虚与屡用抗生素、维生素、激素均可导致气滞血瘀之理，尤其现代女性之风湿热燥气血瘀滞之体征愈来愈多之理即明矣。此即现代中医治病不能令病人信服之理，病人每用中医与西医疗法做比较，比如出血多的病人，西医给予止血剂、抗生素、激素即效，而且服用方便，再发仍效。而求治中医之时，往往是西医治之效果不佳或屡治屡发之病例，西医既辨病为内分泌失调，则中医辨证亦当属脏腑气化功能失调，冲任失调，实则为风湿热燥瘀滞成也。

故在临证时，于妇科病四诊，特别是问诊就显得极为重要，尤其是需详细询问其治病用药史，若是屡经西医医治者，往往需与患者沟通，说明其中道理。向病人讲清楚什么是病因，什么是症状。消除症状只是治标，非治本之理也。讲清楚人是一个整体，出现症状是体内失衡，失衡则会出现偏差，为何会出现偏差，方为失衡之病因。见血止血只能消除症状，不能消除病因，病因不能除，偏差何能消除，人体何以能恢复平衡？

治病如打仗，用药如用兵。西医之对症治疗如打阵地战，兵来将挡，水来土掩。辨病为炎症，即用消炎类抗生素，缺什么补什么，出血多则止血，症状暂时消除了，但体质未改变，病因未消除，症状复发是必然的，而且久之耐药性、依赖性随之而来，人体内气机愈加紊乱，潜在之病因始终不能消除，隐患久在体内，久之必将为祸，故曰养虎遗患即是此理。

释疑解难

案例辨析：

徐姓女，27岁，婚后四年未孕，每于经后十多天时会有数天出血，屡治不愈。视其面部有蝴蝶斑，舌淡紫，舌尖有红紫斑点高出舌面，舌边有齿痕，苔薄白腻，脉弦两尺较弱。此证屡以不孕而求医，数年未果，屡服消炎、调经与补肾助孕类药不效。从其舌辨证，舌淡紫属瘀，舌尖之红紫斑是为瘀热，舌边之齿痕属脾已虚，苔腻属湿。脉弦者，肝郁也。经间每出血，两尺弱者，肾阴虚也。辨证属肾阴虚热伏，肝郁气滞血瘀，导致瘀血阻滞冲任，于氤氲期阳气内动，引动瘀血，血不循经，因而出血。只清其热，只补其虚，未通其瘀，病何能愈？治以衡通汤疏通气血，佐以清热散郁养阴通络之品。方用衡通清散汤：

生地黄、白茅根、夏枯草各30克，连翘18克，羚羊角丝3克，7剂，水煎服。衡通散每服10克，日2次。

复诊：服药第一日，腹痛且便泻，日3次，服第二剂则痛泻诸症消失。患者为一护士，自述每月来两次月经，故不胜烦恼。经医数年，要么是给服补药，服后平平，要么给服清热消炎、止血及激素药。有时服药后直泻黄水，腹痛甚。而服此衡通清散汤方，只有第一天会有腹痛且腹泻二三次，然与前服诸方痛泻不同，此方是那种痛痛快快地泻，痛痛快快地痛，第二天则痛泻大减，第三天以后则痛泻皆不再作。

视其舌转淡红紫，苔之腻已失，舌尖红斑仍有，然已稀疏，舌边之齿痕转浅，脉弦转缓和，仍服上方7剂。

临证遇此类患者屡，如不与之沟通，其服药一诊不效，即认为中医不如西医便捷，而且中药服用不便，苦且费事，改弦易辙，本属可治之病，屡屡更医，久之必成痼疾，谁之过矣？

因此，临证治肾阴虚之患者，肾阴虚夹肝郁偏热，脾虚湿蕴兼气血瘀滞者，需向其讲明肝为何郁、肾阴为何虚之理，肝肾阴虚肝气郁滞，气有余便是火，郁之热会耗其体内津液之理，津液亏损体内会燥结，体内燥结气血即可瘀滞，气血瘀滞则肝脾肾阴愈虚，体内之瘀热致燥令气血瘀滞可导致内分泌失调，即中医之冲任失调之理。同样，肝郁脾虚亦可令气血瘀滞，气血瘀滞可瘀结湿热，湿热与肾阴虚、脾气虚可加重气血瘀滞是也。中医之湿热相当于西医之炎症，湿热瘀结体内，气血必为之瘀滞。然体未至甚虚，故通之即可令其衡，所以愈之也速。肾阴虚则肝为之郁，瘀滞之热耗损津液导致气血瘀滞、冲任失调，需用滋阴清热兼以疏通气血方能令其衡，故愈之缓，脾气虚导致气血通行缓慢故导致瘀滞湿热为患，治需健脾益气与疏肝通瘀、调和气血并用方能令其衡，治之尚易。气滞血瘀与风湿热燥瘀结并重之体，需用疏通气血与滋阴增液疏风祛湿清热润燥之法并用之兼备法，愈之则难。此即现代中医每遇数年久治不愈之月经不调病人，细询问之，其经医必多，杂药乱投，痼疾难愈矣。

学生曾泽林：此证患者婚后四年未孕，久治不愈。其述曾多方求治，消炎类、补益类药屡服无功。老师验其舌，辨其脉证，即指出其证属瘀。清其肝郁之热结，通其气血之瘀滞，服药出现腹痛便泄，是为热结通散，瘀热得祛，后以衡通理阴散调之，可谓通之则衡、衡则需通之法也。如此论之，则此证病根是在何脏？视老师所用疏肝理气解郁之药，并无健脾益肾之药，为何服药后脉弦与尺脉无力反见缓和？

李静：此即中医治妇科之大要也！

中医治妇科诸病，第一于青少年之女性，当以健脾为要点，兼以疏肝补肾，利其发育也。第二于中青年之女性，当以疏肝为要点，佐以健脾益肾。此证之用疏肝解郁，清散其肝经郁热郁气，肝郁得散，肝热得清，则脾自当健，肾气自能固矣。第三于老年女性，当以补肾气、疏肝健脾为要点。老年女性肾气衰，若再有肝郁脾虚，则病必复杂。第四是凡久病者，皆当考虑其有无瘀滞，有瘀滞则当衡通之。用衡通法衡量之，找出偏差，其所偏者即是主证，故需用衡通法为大法，再用攻病之对证药一二味以攻主证是为纠偏，佐以健脾益肾之药，是为立于不败之地之法也！

第八节　崩　漏

师承切要

　　师承切要者，师承张锡纯先生"崩漏"论治之精要，以及自己领悟与运用张先生之学说及临床的心得体会，力求切中要点。书中之固冲汤、傅青主老妇血崩汤加味、既济汤、来复汤、升陷汤诸方论治，从整体出发，辨证论治，找出"崩漏"病因为肾虚、脾虚、血热、血瘀，纠正偏差是为病因"崩漏"导致气血有不同程度的瘀滞而病情错综复杂，冲任损伤，不能制约经血，治法需用兼备法，临证用衡通法组方，视其所偏，抓主证，用对证之方或对证之药一二味专攻其处，又加补药以为之佐使，是以邪去正气无伤损。书中之十全育真汤、理血汤诸方论，药物编中之山茰肉、人参、附子、当归、黄芪、龙骨、牡蛎、穿山甲、三七、茜草、海螵蛸、生地黄、白芍解等，医论、医话编中皆有论及，读者宜细读之，博览群书，于无字句处读书，触类旁通，有是证用是方，有是证用是药，不可拘于病名，用于治疗西医学之无排卵型功能失调性子宫出血病与生殖器炎症以及某些生殖器肿瘤引起的不规则阴道出血病证。

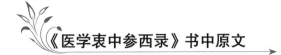

《医学衷中参西录》书中原文

固冲汤

治妇女血崩。

白术一两（炒），生黄芪六钱，龙骨八钱（煅捣细），牡蛎八钱（煅捣细），萸肉八钱（去净核），生杭芍四钱，海螵蛸四钱（捣细），茜草三钱，棕边炭二钱，五倍子五分（轧细药汁送服），脉象热者加大生地一两；凉者加乌附子二钱；大怒之后，因肝气冲激血崩者，加柴胡二钱。若服两剂不愈，去棕边炭，加真阿胶五钱，另炖同服。服药觉热者宜酌加生地。从前之方，龙骨、牡蛎皆生用，其理已详于理冲丸下。此方独用煅者，因煅之，则收涩之力较大，欲借之以收一时之功也。

【附方】《傅青主女科》，有治老妇血崩方，试之甚效。其方用生黄芪一两，当归一两（酒洗），桑叶十四片，三七末三钱（药汁送下），水煎服，二剂血止，四剂不再发。若觉热者，用此方宜加生地两许。

李静讲记

中医教科书诸法论之甚详且备，故可作为常规治法。张锡纯先生之固冲汤与先生推崇之傅青主老妇血崩汤加味是为变通法。而肾虚、脾虚往往可致脾肾两虚，气血两虚则可因暴崩致脱，肝肾阴虚可致血热妄行，气滞血瘀。

因此，师承张先生用对证之药一二味以攻病，佐以补药治之之法就显得极为重要。如西医辨病为生殖器炎症即相当于中医辨证之血热型。某些生殖器肿瘤引起的不规则阴道出血之崩漏，则多属血瘀兼有所偏诸证，故需认真辨治。而西医之无排卵型功能失调性子宫出血之崩漏，中医既可辨证为肾阴虚、肾阳虚，也可辨证属脾虚，而且又有血瘀型之崩漏。阳气虚暴崩致脱、气血两虚暴崩致脱之证则更需辨其脱之病因，而张锡纯先生之救生山茱萸汤当为首选治脱之药，人参、附子、黄芪、白术、阿胶则为救脱止崩之佳品，是以张先生之用对证之药一二味以攻病之说即是指此类病证，而"用药以胜病为主，不可拘于用量"之说也适于此病。先生固冲汤之用白术为君，黄芪、山萸肉与重用煅龙牡与止血诸药如五倍子即是此理。于无字句处读书，则须明先生用对证之药一二味者，非限于一二味也，重证则需用药以胜病为准不可拘于用量之说，即不可拘于用量，也不可拘于用药数量也！病重复杂之证，一二味药岂能胜任？固冲汤之意与方后加减法，如能灵活运用，方为立于不败之地之法也。

如此论之，则张先生之固冲汤，既可治脾虚之崩漏，又可治肾虚之崩漏。脉象热者加生地黄，热甚有炎症表现者则白头翁、生地榆尚可加之。寒加附子，气逆者加柴胡，出血多加阿胶。触类旁通，则张先生推崇之老妇血崩汤适宜证则明矣。方中重用黄芪、当归各一两，三七与桑叶，张先生论若觉热者，用此方宜加生地黄两许。黄芪用于气虚，当归用于血瘀，三七化瘀止血，桑叶之清热量则小，故先生主张觉热者重加生地黄。则此老妇血崩汤是为治气虚血虚兼瘀之崩漏较为适宜。

触类旁通，对暴崩致脱，血崩日久不止，血多色淡，质清稀，头晕乏力，胸闷气短，肢冷汗多，面色苍白，舌淡胖，脉细弱欲绝，血压偏低或低于正常者，治法为益气回阳救脱，方用衡通益气回阳固脱汤：

山萸肉 60 克，熟附片 30 克，煅龙骨 30 克（先煎），煅牡蛎 30 克（先煎），党参、黄芪、阿胶（另炖加入）各 30 克，桂枝、生姜各 12克，三七粉 10 克（药汁送服下），水煎服。舌红苔薄有阴虚征象者，加麦冬、生地黄各 30 克；舌红紫有瘀斑者属血瘀，加当归 15 克。

气血两虚致脱者，突然暴崩出血，色淡质稀，怕冷自汗，面色苍白，全身乏力，舌淡，脉细弱。气血两虚治法为补血益气止血，方用衡通益气固本止崩汤：

山萸肉 60 克，熟附片 10 克，煅龙骨 30 克（先煎），煅牡蛎 30 克（先煎），党参、黄芪、麦冬、生地黄、阿胶、生山药、白术各 30 克，三七粉 10 克（药汁送服下），水煎服。舌红紫有瘀斑者属血瘀，加当归15 克。

崩漏血止后，可配合食疗。如党参 30 克，红枣 30 克，煎服代茶。如胃纳不佳可加生山楂 15 克同煮，或服红枣赤豆羹等。并注意保暖，慎防感冒等。

释疑解难

案例辨析一:

《医学衷中参西录》书中验案

子某曾治一妇人,年四十许。骤得下血证甚剧,半日之间,即气息奄奄,不省人事。其脉右寸关微见,如水上浮麻,不分至数,左部脉皆不见。急用生黄芪一两,大火煎数沸灌之,六部脉皆出。然微细异常,血仍不止。观其形状,呼气不能外出,又时有欲大便之意,知其为大气下陷也。遂为开固冲汤方,将方中黄芪改用一两。早十一点钟,将药服下,至晚三点钟,即愈如平时(后子某在京,又治一血崩证,先用固冲汤不效,加柴胡二钱,一剂即愈,足见柴胡升提之力,可为治崩要药)。

或问:血崩之证,多有因其人暴怒,肝气郁结,不能上达,而转下冲肾关,致经血随之下注者,故其病俗亦名之曰气冲。兹方中多用涩补之品,独不虑于肝气郁者,有妨碍乎? 答曰:此证虽有因暴怒气冲而得者,然当其血大下之后,血脱而气亦随之下脱,则肝气之郁者,转可因之而开。且病急则治其标,此证诚至危急之病也。若其证初得,且不甚剧,又实系肝气下冲者,亦可用升肝理气之药为主,而以收补下元之药辅之也。

案例辨析二:

范姓女,43 岁,体颇丰,属肥胖型。来诊时诉每于饮酒过多时即会有阴道大量出血,色鲜,如此者已有五六次。视其舌紫,苔薄黄,脉弦滞。辨证属肝郁化热,迫血外泄,处以衡通清经汤重用生地榆、白头翁:

生地榆、白头翁各 60 克,白芍、白茅根各 30 克,羚羊角丝 6 克,3 剂,水煎服。衡通散每服 10 克,日 2 次。

1 个多月后来复诊,诉近又因饮酒而发,思之此证为何饮酒则发?视其舌脉仍属肝郁化火,迫血外溢,仍处以上方。观其体颇丰,当无器质性病变，其舌脉与证皆属肝气有余、肝热有余之证，与服清经汤颇为对证。饮酒则发者，酒能动风助火也，嘱其多服清经汤。然病人大多如此，病稍好则不愿再服，一旦发病则惊慌失措，惶恐畏惧。服数剂病又愈之，然不几日又发，令其去做妇检，结果是宫内节育环破裂导致出血，饮酒过多只是导火线，酒助火势，迫血妄行而已。先止其血，血止后将环摘除之，病不再作，然肝经郁热仍在，仍主服清经汤，以治其肝气肝热偏差，终愈之。

对暴崩致脱，血崩日久不止，血多色淡，质清稀，头晕乏力，胸闷气短，肢冷汗多，面色苍白，舌淡胖，脉细弱欲绝，血压偏低或低于正常者，治法为益气回阳救脱，方药用衡通益气回阳固脱汤，益气回阳救脱止血愈之易也。气血两虚致脱者，突然暴崩出血，色淡质稀，怕冷自汗，面色苍白，全身乏力，舌淡，脉细弱。气血两虚治法为补血益气止血，方药用衡通益气固本止崩汤愈之不难。故此类病多相当于西医学无排卵型功能失调性子宫出血病。因生殖器炎症者则需清热为主，用对证之药一二味以攻病，佐以补药即可愈之。某些生殖器肿瘤引起的不规则阴道出血之崩漏愈之则难。

故我于崩漏证常师塞流、澄源之要点，组方衡通固冲止血汤：

当归、黄芪、桑叶、生地黄、白芍、生山药、山萸肉各30克，三七粉10克（药汁送服下），煅龙骨、煅牡蛎两药先煎各30克，气虚加人参12克，血虚加阿胶30克，脾虚加白术30克，阳虚加黑附子12克，热重加羚羊角6～10克，出血重加藏红花10克，水煎服。

此方即傅青主老妇血崩汤与张锡纯先生之固冲汤之意变通而成。因现代人气虚者多，血虚者也多，气血两虚者更多，气血瘀滞偏热者亦不少见。中医之气化功能失常、冲任不固者即病情复杂证较多，故需用兼备之法，实亦为有是证用是方，有是证用是药之理也。临证每见此类证，病因难辨，气虚者有之，血虚者有之，气血瘀滞兼有风湿热燥于一身者有之，特别是久用、屡用止血剂与激素类药，反复发作数年不愈者。舌质多淡紫，苔多薄，脉弦硬，似虚非虚，似实非实，似燥非燥，似热非热，每易动风偏瘀之体。动风者，风性善变也。攻之不可，补之无功，止血碍邪，破瘀动血，每有黔驴技穷之感。用西医之激素类与止血药则效，然停药仍发，积重难返是也。对于此类患者，详细问诊后方能得知，需要与病人沟通，其为何久治不能愈之道理是气机紊乱，冲任不固。调整脏腑气血运化即是调其冲任之脉，冲脉为血海，任脉主胞胎。冲任失调是病之轻者，冲任不固则为病之重者，然其皆属气血紊乱是也。

学生曾泽林：崩漏证的诊断要点是什么？论治方法与老师所述的难治证应当如何应对？还请老师一并讲述之。

李静：中医妇科学将妇女不在行经期间阴道突然大量出血，或淋漓下血不断者，称为"崩漏"。本病相当于西医学无排卵型功能失调性子宫出血，生殖器炎症和某些生殖器肿瘤引起的不规则阴道出血。临证可用西医学辨病，而不必拘于其崩漏在不在经期。在经期与不在经期，如量多如崩、淋漓不尽皆可按崩漏治之，此即中医之精髓，有是证用是法，有是证用是方、用是药之意也！

若西医辨病为无排卵型功能失调性子宫出血，则相当于中医之冲任失调，冲任不固，属于气滞血瘀，气化功能失常。若西医辨病为炎症，则需用中医辨证，可攻之证是为实热、湿热、血瘀，不可攻者，便是虚证，或是气血瘀滞，血不归经。西医辨病为某些生殖器肿瘤引起的不规则阴道出血，则属有形之结，癥瘕也！实则功能性之无形之结属病之轻者，有形之癥瘕，结之重者也！然结之重者皆由无形之结发展而来，故曰上工治未病，即是此理。然现代人患此病，多先用西医辨病，病属功能性者，每用激素类，病属炎症者，每用消炎类，病属有形之结，即生殖器肿瘤时，每用手术、化疗之法。此即西医学之直观医学，对症治疗之短。对于炎症，每用消炎类药治之，其不知炎症何来。对于功能性病证，每用激素类，其不知功能为何会失常。对于肿瘤，手术化疗之治，更是不明其病因为何，兵来将挡，水来土掩之打阵地战。

而人是一个整体，中医从整体观念出发，用衡通法衡量之，则西医辨病之功能性病者，乃气机郁滞也。炎性病变者，乃气机郁滞，局部则必然产生病变也。而局部病变往往是整体出现偏差的结果，是为无形之结。肿瘤者，有形之结，癥瘕积聚也！

无形之结之轻者，疏通气血，调其冲任，血自归经，各得其所是也。无形之结之重者，中医癥瘕之"瘕"也，亦相当于西医辨病之良性肿瘤，如囊肿类，用衡通法衡之，瘕者，时聚时散者也。益其气，养其血，通其瘀，散其结。张锡纯先生之理冲汤及丸、活络效灵丹可治之。

我则每用衡通理冲汤、衡通散结汤、衡通止痛汤，认真治之，愈之不难。难愈者，无形之结，屡用对症治疗之止血剂、激素类药者是也。患者病此崩漏证，用西医法辨病，属功能性病变，因无器质性病变，故用对症治疗。止血剂、激素类，用之即效，不日又发，再用仍效，再发仍用，久则不效。然其确能止血，且可立见功效，此即现代人屡用之理。然其不知气机为之郁滞，气化功能为之瘀结。中医辨证论治，攻之不可，止之无功，欲图根治，非假以时日不可。而患者每用西医止血速效而来要求中医，岂不知血无止法，止则必留瘀，瘀则血必不循常道，不日必溢，此即大禹治水用疏导法之理，只用堵塞之法，病何能愈之？

至于有形之结，轻者手术可暂安。然手术不能解决结之病因，故复发在所难免。此即病妇科囊肿类病，手术不久即复发之理。为何？病因未能因手术祛除是也。此即西医学之短。若能于早期手术之，再用中医辨证之法，找出病因，祛除病因，是为中华医学之最高境界，中西医结合之最佳方案！

对于有形之结之重者，即恶性肿瘤类，手术、化疗仍是打阵地战、消耗战。生命不息，化疗不止，故复发、转移、扩散在所难免。治病如打仗，病体实者，打阵地战尚可，然体内气血津液耗竭之日，即是两败俱伤之时。病体虚者，何堪虎狼之化疗剂矣？故临证每遇此类证，未用大量化疗药者，多补其正，少攻其邪，是为养正则积自除。与癌共存，带病延年，是为先保命，后治病，叫做留人治病。待身体强壮之时，再用攻补兼施法，扶正祛邪，是为治病留人，邪去则正安，衰其大半而止。只用化疗法，生命不息，化疗不止者，是饮鸩止渴也！

然西医学理论认为，用对症治疗法，既用化疗药，也用白蛋白、免疫增强剂类药，不也是与中医之攻补兼施法相同吗？实则不然，西医主张之营养类、补益类药，皆不能补益其气，即不能令其气化功能得以恢复是也。气是看不见、辨不出的。此即张锡纯先生所论之西医能验出贫血，不能验出贫气之说。实则是气虚、气脱、气陷、气滞、气结、气郁、气散皆不能验出，既不能验出，则不能明白气滞则血滞、气行则血行、气脱则血脱、气陷则血陷、气结则血结、气散则血散之理也。

因此，现代人病气滞血瘀者多，即功能性病多，而此类病西医辨病尚不能辨出。冰冻三尺，非一日之寒，故中医之上工治未病即是此理。然现代人每患功能性病，即无形之结，轻者多不以为意，重者治之得法尚有可为，治之不得法，则愈治愈重。为何？治病未求因，病因未能除，疾何能愈之？

因此，现代中医需结合西医辨病，用其辨病之长，再用中医之传统辨证论治，是为中西结合，取长补短。病愈与否，患者往往仍用西医检测结果来验证之。其不知西医检验辨病，暂时指标正常者，用消炎药、激素、营养剂、手术、放化疗之结果也，实则人体气化功能更加郁滞。然其不能验出气化郁滞，不能验出气滞则血滞，不能明白气行则血行之理，不能明白气脱则血脱、气散则血散之理是也。此从往往病人血脱亏损时用输血法即可缓解可以辨出，输血之后，暂时得安，其不知血为何脱之理，病因未除，不久仍会出现血脱、血散之理即在于此。现代医者若明此理，用西医法救其急、治其标，再用中医法找出病因，治其本，是为衡也。如此，则病人幸甚！中华医学幸甚！

第九节　闭　经

师承切要

师承切要者，师承张锡纯先生"闭经"论治之精要，以及自己领悟与运用张先生之学说及临床的心得体会，力求切中要点。书中之理冲汤及丸、理饮汤、理痰汤、温冲汤、温通汤、资生通脉汤诸方论治，从整体出发，辨证论治，找出闭经病的病因为肾虚、脾虚、血虚、气滞血瘀、寒凝血瘀和痰湿阻滞。偏差为冲任气血失调，闭经病因气血瘀滞，病情错综复杂，纠正偏差，治以衡而通之之兼备法。用衡通法组方，视其所偏，抓主证，用对证之方或对证之药一二味专攻其处，又加补药以为之佐使，是以邪去正气无伤损。书中之资生汤、十全育真汤、醴泉饮、既济汤、来复汤、升陷汤、理血汤诸方论，药物编中之鸡内金、生山楂、当归、三棱、莪术、穿山甲、生水蛭解以及医论、医话编中皆有论及，读者宜细读之，博览群书，于无字句处读书，触类旁通，有是证用是方，有是证用是药，不可拘于病名，用于治疗西医学之原发性闭经与继发性闭经。

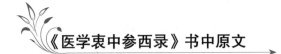

《医学衷中参西录》书中原文

资生通脉汤

治室女月闭血枯，饮食减少，灼热咳嗽。

白术三钱（炒），生怀山药一两，生鸡内金二钱（黄色的），龙眼肉六钱，山萸肉四钱（去净核），枸杞果四钱，玄参三钱，生杭芍三钱，桃仁二钱，红花钱半，甘草二钱，灼热不退者，加生地黄六钱或至一两。咳嗽者，加川贝母三钱，米壳二钱（嗽止去之）。泄泻者，去玄参，加熟地黄一两，云苓片二钱，或更酌将白术加重。服后泻仍不止者，可于服药之外，用生怀山药细末煮粥，搋入捻碎熟鸡子黄数枚，用作点心，日服两次，泻止后停服。大便干燥者，加当归、阿胶各数钱。小便不利者，加生车前子三钱（装袋），地肤子二钱或将芍药（善治阴虚小便不利）加重。肝气郁者，加生麦芽三钱，川芎、莪术各一钱。汗多者，将萸肉改用六钱，再加生龙骨、生牡蛎各六钱。

李静讲记

中医妇科学诸法论治是为常法，师承张锡纯用资生通脉汤治虚证闭经，理冲汤治气血瘀滞虚实夹杂证之闭经，理冲丸治实证闭经，理痰汤治痰湿阻滞型闭经，温冲汤、温通汤治寒凝血瘀型闭经是为变法，而用衡通理冲汤为主方，师用张先生用对证之药一二味以攻病，实证重用攻病之药，虚者加用补药组方是为变通用法。病属实者治之速也，病属虚者愈之缓也。用对证之药一二味以攻病者，师承张锡纯先生之意也，张先生治血亏闭经，曾用当归一味，重用八钱，数服即经通。体虚之闭经，重用生鸡内金，合用生山药效果甚佳。血瘀之实证，重用生山楂即可通瘀行经。理冲汤后论服理冲汤 30 剂瘀血可尽消，是用于虚实夹杂之气血瘀滞证闭经，加减运用可治偏热与偏寒之闭经，贵在灵活加减运用也。资生通脉汤用于虚多瘀少之闭经，瘀血坚甚者需重用生水蛭且需时日方可。

我每用衡通法论治，病急用衡通理冲汤为主方，病缓用衡通理冲散。

衡通理冲汤

人参、黄芪、生鸡内金、三棱、莪术、白术、炮山甲、三七粉（药汁送服下）、炙甘草各 10 克，知母、天花粉各 12 克，山萸肉 18 克，水煎服。

衡通理冲散

当归、川芎、桃仁、红花、赤芍、柴胡、川牛膝、枳壳、桔梗、炙甘草各 10 克，炮山甲、三七粉各 20 克，生鸡内金 40 克。研粉，每服 10 克，每日 2 次，重证日服 3 次。

再用对证之药一二味以攻病，即肾气虚者，肾气虚即是主证，抓主证，加用补肾气之菟丝子、紫河车；肾阴虚者加滋肾阴之熟地黄、枸杞子；肾阳虚加炮附子、鹿茸；脾虚加人参、白术、生山药；偏血虚加熟地黄、阿胶；气滞血瘀偏重者重用生鸡内金、炮山甲；偏寒凝血瘀者重用附子、桂枝以温通之；痰湿偏重者重用半夏、滑石。

偏于虚者，补益药属静药宜重用，疏通气血之衡通理冲汤、散属动药宜轻。偏于实者，攻病之一二味主药宜重，如当归、生鸡内金、生山楂、炮山甲、皂角刺、生水蛭类，用药以胜病为主不可拘于用量，加用补药可不致伤正，是为立于不败之地之法也。

释疑解难

案例辨析一：

《医学衷中参西录》书中验案

1913 年，客居大名。治一室女，劳瘵年余，月信不见，羸弱不起。询方于愚，为拟此汤。连服数剂，饮食增多。身犹发热，加生地黄五钱，五六剂后热退，渐能起床，而腿疼不能行动。又加丹参、当归各三钱，服至十剂腿愈，月信亦见。又言有白带甚剧，向忘言及。遂去丹参加生牡蛎六钱，又将于术加倍，连服十剂带证亦愈。遂将此方邮寄家中，月余门人高促异常，饮食减少，脉甚虚数，投以资生汤十剂痊愈。审斯则知此方治劳瘵，无论男女，服之皆有捷效也。女子月信，若日久不见，其血海必有坚结之血。治此等证者，但知用破血通血之药，往往病犹未去，而人已先受其伤。鸡内金性甚和平，而善消有形郁积，服之既久，瘀血之坚结者，自然融化。矧此方与健脾滋阴之药同用，新血活泼滋长，生新自能化瘀也。

女子至期，月信不来，用山楂两许煎汤，冲化红蔗糖七八钱服之即通，此方屡试屡效。若月信数月不通者，多服几次亦通下。

案例辨析二：

张姓女，22岁，月经不调，每需注射黄体酮方来，下次若不用则不至，现月经未至已四月余而求治。视其舌淡暗紫，苔薄白燥，脉弦，余无所苦。据其舌脉，辨证属气滞血瘀偏燥，属无形之结之轻者，与服衡通散。

复诊时诉服药4天经即来，量少，约4天即净，仍与服衡通散。20天后来诊，舌紫暗减，嘱其续服三个月为一治疗周期。

案例辨析三：

彭姓女，27岁，以不孕症来求医。自诉曾流产一次，后即月经不调，往往半年甚至大半年方能来一次，曾经去医院检查，诊为输卵管堵塞，久治不愈来诊。视其舌淡紫，苔薄白略燥，脉弦。辨证属肝脾肾俱虚，气血瘀滞，与服衡通理冲汤方七剂，后服衡通理冲散一个月，嘱服至经来，仍服衡通理冲汤方，每日一剂，经后仍服此衡通理冲散治之。如此者三月，病愈。

案例辨析四：

黄姓女，42岁，经人介绍从广州来诊。主诉闭经两年余，医院确诊为子宫肌瘤如拳大，主张其手术之，患者惧之，坚决不手术而求治于中医。视其体丰，颇为壮实。故处以衡通散结汤，重加生鸡内金30克、皂角刺30克、炮山甲15克，嘱服1个月再诊。后服至半月即来电诉经已来且量多，询问要不要用止血药，告知可再观察一日，如再量多即可采取止血法，数日后来电说次日量即大减，故未用止血药，后因工作忙而停诊。一年后又来诊，诉现在又已数月经未至，仍处以上方，服药一周经即来，嘱其仍继续服之。

学生曾泽林： 中医妇科学论之曰，女子年逾18周岁，月经尚未来潮，或月经来潮后又中断6个月以上者，称为"闭经"。前者称原发性闭经，后者称继发性闭经。请问老师闭经病的概念是什么？临证辨证论治的要点是什么？老师于女性闭经治疗的观点是哪些？看张锡纯先生的书中治闭经多而效果也佳，然而现代人治疗却并非那么容易，老师认为呢？有没有治不好的闭经呢？

李静： 首先说，闭经治好的多，治不好的也多。有闭经辨证属无形之结之轻证，服衡通散、理冲散即愈者；有辨证属无形之结之重者，服衡通汤、理冲汤数次不愈者。有辨证属有形之结之轻证坚持治疗得以痊愈者，也有有形之结之轻证服药治愈后又复发者。有有形之结之重证，服药效而不能坚持服药治疗者，有服药数次不效不能坚持未能治愈者。

闭经原发性者少，继发性者多。原发性多因无症状，故不予医治。继发性闭经病题广泛，多种原因可导致闭经，是以我说治不好的也多。本病属难治之症，病程较长，疗效较差，因此，必要时应采用多种方法综合治疗以提高疗效，即是此理。

从衡通理论来衡量之，闭经有无形之结与有形之结之分。结者，瘀滞也。无形者，气滞血瘀也。有形者，西医所谓器质性病变，中医之癥瘕也。无形之结之轻者易治，重者难治。有形之结之轻者治之得法尚可治愈，治之不得法者难愈；而重者治之得法愈之不易，治之不得法愈之无望是也。

治之易者，闭经之实证者，用衡通法，找出偏差纠而正之，用对证之方或对证之药以攻之。闭经之虚证者愈之难，虚而夹实者愈之也难，虚而夹瘀兼有所偏者愈之更难。无形之结久则可为有形，瘀积坚结是也。有形之结之轻者，西医辨病多为良性囊肿类，中医癥瘕之"瘕"也。有形之结之重者，中医癥瘕之"癥"，西医辨病之恶性肿瘤也。

无形之结之重证愈之难者，一是病情复杂，二是服用西药激素类过多，气血瘀滞已成，体内风湿热燥瘀结颇实，攻之无效、补之无功是也。此类证虽属无形，然气血瘀结已成，愈之需要时间，方能水到渠成。然现代人往往用西医之激素疗效来衡量中医疗效，认为西医用激素类用之即效，而中医治病求本，没有西医直观对症疗法来得快。其不知病久之瘀结，初用激素固效，待久用不效之时，体内气化功能为之郁滞而结，通之散之需要时间，若想治之即效则难矣。故在临床往往遇到月经不调患者，询其月经经期如何，往往答之曰乱，然往往有服用与注射激素即来，停药则不来。如此数次者，一两年已过矣，若欲根治之，非假以时日不可。然现代人病，一次不效者，能来复诊已属难能可贵，数次不愈坚持治疗者则少矣。因此，闭经一证治愈者多为病之短程者，治之不愈者多也，且多为病程久者，屡经医治者为多。如何能令病者明白病久之瘀结治愈需费时日，体内偏差得以纠正方为水到渠成之日，医患配合方能愈此病之理，则非医家有耐心与病家讲解及病家有中医之常识者不能，故曰不能治愈者多也。

临床上，闭经求治于中医者，往往是因不孕久治不效者多，而无临床症状者，病者多不以为然，而不予求医，故此病之初本为无形之结易治之轻证，久之则成无形之结之重证、顽症而难愈也。

早年曾遇一个先天无子宫的女子，其家人来了好几个，跪求治病，说你治好我们那里好几个不能生育的，我说这个病我实在不行，别说我，谁也不行。曾有一位20岁女子来求诊，跪求哭诉，说其因从小患闭经，治了数年，服中药都无效。听说您医术好来求您了。视其体质甚佳，何至于闭经？何致服药数年无效？乃细询其治疗经过，诉说一般都是找中医，问病诊脉后即开药，找了好多中医。曾有一次妇科医生给其扩宫也没效，思之闭经何用扩宫？让其做妇检，方知是先天性无阴道，只有一尿道，差一点又给她开中药。岂不是误诊了吗？其家在农村，父母对人体的生理知识太差了，女儿长至20岁了，还不知先天无阴道。我若不详诊细询病史，自己误诊不说，还不知有多少中医要给她开中药呢。

第十节　痛　经

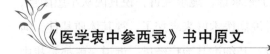

师承切要

师承切要者，师承张锡纯先生"痛经"论治之精要，以及自己领悟与运用张先生之学说及临床的心得体会，力求切中要点。书中之活络效灵丹、消乳汤、理冲汤及丸、理饮汤、理瘀汤、温冲汤、温通汤、资生通脉汤等诸方论治，从整体出发，辨证论治，找出病因为肾气亏损、气血虚弱、气滞血瘀、寒凝血瘀和湿热蕴结。痛经多因气血瘀滞兼有所偏而错综复杂，纠正偏差则需用兼备法，即衡而通之之法。临证用衡通法组方，视其所偏，抓主证，用对证之方或对证之药一二味专攻其处，又加补药以为之佐使，是以邪去正气无伤损。书中之升降汤、升陷汤、理血汤诸方论，药物编中之当归、白芍、山萸肉、乳香、没药、桂枝、附子、鸡内金、生山楂、三棱、莪术、穿山甲、三七解等以及医论、医话编中皆有论及，读者宜细读之，博览群书，于无字句处读书，触类旁通，有是证用是方，有是证用是药，用于治疗西医学之原发性痛经和继发性痛经。

《医学衷中参西录》书中原文

答某女士问疼经治法

详观病案，知系血海虚寒，其中气化不宣通也。夫血海者，冲脉也，居脐之两旁，微向下，男女皆有。在女子则上承诸经之血，下应一月之信，有任脉以为之担任，带脉以为之约束。阳维、阴维、阳跷、阴跷，为之拥护，督脉为之督摄，《内经》所谓女子二七，太冲脉盛，月事以时下者此也。有时其中气化虚损或兼寒凉，其宣通主力微，遂至凝滞而作疼也。而诸脉之担任拥护、督摄者，亦遂连带而作疼也。斯当温补其气化而宣通之，其疼自止。爰拟方于下：

全当归一两，生乳香一两，生没药一两，小茴香一两（炒熟），鱼鳔胶一两（猪脂炸脆），川芎五钱，甘松五钱（此药原香郁，若陈腐者不用亦可），共为细末。每服二钱五分，用真鹿角胶钱半，煎汤送下，日服两次。

李静讲记

中医妇科学诸法论治可视为常法，张锡纯先生之资生通脉汤可用于虚证，活络效灵丹用治气血瘀滞之实证，消乳汤可用治湿热蕴结之偏实之证，活络祛寒汤可用治偏于寒者是为变法。用衡通法，衡通止痛汤为主方，师承张锡纯先生用对证之药一二味以攻病组方是为变通法。抓主证，主证为经来腹痛，故需缓急止痛，仲景芍药甘草汤是为主药。气血瘀滞重者，乳香、没药需重用，穿山甲、三七化瘀通络效果甚佳。湿热蕴结重用白头翁、生地榆清热祛湿。

衡通止痛汤

当归、川芎、桃仁、红花、赤芍、柴胡、川牛膝、枳壳、桔梗、生地黄、乳香、没药、三七粉（药汁送服下）各10克，炮山甲、皂角刺各12克，生白芍、炙甘草、山萸肉各30克，水煎服。

血亏者，当归生血可为主药，加为24克，血瘀之未久未坚甚者，加生山楂30克可为主药，血瘀且体虚病久者，芍药、炙甘草为主药，另加生山药30克，人参、黄芪各12克。湿热蕴结加白头翁、生地榆各

30 克。

有形之瘀积重者，非重用乳香、没药、炮山甲、三七不能奏效。原发性痛经西医辨病为功能性痛经，系指生殖器官无明显器质性病变者，中医辨证多属气滞血瘀，衡通止痛汤疏通气血其痛自能止，气血虚而瘀滞不通者，益其气血则气血易通病自愈；继发性痛经西医辨病为某些器质性病变，如盆腔子宫内膜异位症、子宫腺肌病、慢性盆腔炎等，则需加白头翁、生地榆清热解毒，湿热祛，炎症消，气血得通，痛经自止。

释疑解难

案例辨析一：

陈姓女，24 岁，每至经来腹痛，重者痛至休克，每需服止痛片，故致畏惧经来，每来则需休息服药治疗。视其舌紫苔薄，脉弦滞。询其经前有无乳房胀痛与小腹胀，经来有无紫色血块，答曰然。辨证为肝郁气滞血瘀，治以双侧委中穴刺出血，其痛立止，后与衡通散。下月经前又治以刺血，经来则痛大减，如此三次为一治疗周期，病愈。

案例辨析二：

学生余健楚：有一个女病人，每次月经疼痛，面部有暗疮，舌为暗红舌，我从调经的角度去辨证，处方予当归芍药散和芩连四物汤、黄连解毒汤合在一起，请教老师如此论治用药如何？

李静：黄连解毒汤治湿热之实者，而本案非湿热之实证，乃瘀滞燥结、瘀滞之郁火也。痛经本属瘀，再过用凉药则更结，血得寒则凝是也。治当活血通瘀散结，经期可服疏肝解郁、化瘀通经之衡通止痛汤方，平日服疏通气血之衡通汤、散。痛重瘀重者重加生山楂 30 克，瘀结得散则痘疮自消，方中要药即炮山甲、三七，炮山甲无坚不摧，无处不到，三七化瘀血，且又可托毒外出。

痛经临证，常用一味山楂煎汤服治之，药简效宏。体虚者减其量，体不虚者重其量，可用20～50克不等。也屡用委中穴刺出血愈痛经，可谓立见功效。

痛经的临证，可用衡法衡之。不通则痛，痛则必有所偏差矣。

验之于舌，舌紫，舌中有裂纹即属气滞血瘀。舌尖有红紫斑点即属气血瘀滞夹热，舌淡暗紫、苔白润滑即属气血瘀滞夹寒，舌紫苔薄或舌光无苔则属阴虚夹瘀，舌紫苔薄、舌尖有红紫斑点属气阴两虚夹热致瘀。辨其证，经前有乳胀、腹胀者多属气滞血瘀，从经来的色泽可辨出寒热虚实，总以找出偏差，纠而正之，疏通气血，调其冲任为大法。

学生曾泽林：痛经病人临床颇多，不论原发性痛经还是继发性痛经，经血下行不畅者，都可能导致经血倒流到盆腔，引发子宫内膜异位症。此意是否可以理解为中医所说的瘀血？该用何法何方？

李静：盆腔子宫内膜异位症、子宫腺肌病、慢性盆腔炎等，相当于中医之癥瘕，气血瘀滞致结。临证当用西医辨病，再用中医辨证论治。西医检测出器质性病变者，多属中医有形之结，辨病属功能性病变者，中医辨证多为无形之结，且又有结之轻重不同。

结者，瘀结也！然有有形之结与无形之结。衡通散结汤、衡通止痛汤于有形之结与无形之结皆可用之。有形之结，子宫内膜异位症、子宫腺肌病、慢性盆腔炎、肿瘤也。无形之结之轻者，则痛经、附件炎、盆腔炎、宫颈肥大。癥瘕、积聚有形之结之重者为卵巢囊肿、子宫肌瘤、肿瘤是也。衡通散结汤、衡通止痛汤者，疏通气血与消散结聚之方药组方，虚者加参芪以助消结之药力，寒加桂附以温散之。无形之结轻者愈之速，无形之结之重者愈之缓也。有形之结之轻者治之得法愈之有望，有形之结之重者治疗得法愈之难也，治疗不得法愈之无望是也！

学生曾泽林：一病有一病之主方，一方有一方之主药，老师将痛经分为有形之结与无形之结，而且有轻重之别，主张用衡通法衡量之，找出偏差纠而正之是为简捷扼要。治以衡通止痛汤、衡通散结汤，以治其有形之结与无形之结，请教老师有形、无形之结之轻重各型辨证论治之简易法与对证方之主药是什么？何为治愈之标准？

李静：痛经者，瘀滞不通也！故有痛则不通，通则不痛之说。此证临证首辨虚实为要点，治以缓急止痛为大法。抓主证，用对证之方或对证之药以攻病，虚者佐以补药是立于不败之地之法也。

舌紫即属有瘀，脉弦滞也属瘀结。病因分为肾气亏损、气血虚弱、气滞血瘀、寒凝血瘀和湿热蕴结。痛经的病因多因气血瘀滞兼有所偏而错综复杂，所以有原发性与继发性之分。功能性者属无形之结，然也有轻有重。气滞者，疏其肝，理其气，气行则血行，痛经自止。血瘀者，通其瘀，其结自散，痛经自愈。因偏致瘀滞而结者，纠其偏，通其瘀，散其滞，其偏自衡。故临证往往遇痛经之结之轻者屡，每用单方生山楂30～50克，煎汤用红糖水送服，其痛即止。结之重者每用芍药、炙甘草各30克，或白芍重用至60克、90克以缓急止痛。瘀滞重者加炮山甲，用其无坚不摧、无处不到之功用。三七为常用之化瘀之良药，与炮山甲并用，其功甚伟。虚者，佐以山萸肉30～60克可收佳效。用此方以舌紫苔薄脉弦为适应证。若有明显湿热者则需加用清热祛湿类药方可。若舌紫暗，舌尖边有暗瘀斑者，则非用乳香、没药不可。舌淡暗苔白润滑属风寒湿瘀结，则桂枝、附子、当归又为必用之药。虚寒者，当归生姜羊肉汤可谓名方也。

判断愈否，当验其舌与脉，辨其证，用衡通法衡量之，气血通顺是为衡，西医辨病无器质性病变、功能性病变亦为衡，此即中西医结合之长处，用西医辨病、中医辨证论治之长处也。如有器质性病变，暂时经行不痛，但器质性病变未能愈是为未愈，久则必仍会痛是也。功能性病变，其功能恢复正常是为衡，舌正脉顺证消是为衡，气通血顺，何患之有？

第十一节　经行发热

师承切要者，师承张锡纯先生"经行发热"论治之精要，以及自己领悟与运用张先生之学说及临床的心得体会，力求切中要点。书中之资生汤、玉浊汤、小柴胡汤与【附录】后世用小柴胡汤分量方论、太阳病桃核承气汤证方论、白虎加人参汤、消乳汤等诸方论治，从整体出发，辨证论治，找出病因为阴虚、肝郁和血瘀，偏差为气血营卫失调，值月经的生理改变而发，纠正偏差用衡通法组方，视其所偏，抓主证，用对证之方或对证之药一二味专攻其处，又加补药以为之佐使，是以邪去正气无伤损。书中之醴泉饮、既济汤、来复汤、升陷汤诸方论治，药物编中之生石膏、滑石、羚羊角、人参、黄芪、知母解等及医论、医话编中皆有论及，读者宜细读之，博览群书，于无字句处读书，触类旁通，有是证用是方，有是证用是药，用于治疗西医学之慢性盆腔炎、生殖器结核、子宫内膜异位症及临床症状不明显的感染。

《医学衷中参西录》书中原文

【附录】后世用小柴胡汤分量

柴胡八钱，黄芩三钱，人参三钱，甘草三钱，清半夏四钱，生姜三钱（切），大枣四枚（擘）。

小柴胡证喜呕者，不必作呕吐也，但常常有欲呕之意，即为喜呕。是以愚治伤寒，遇有觉恶心而微寒热往来者，即投以小柴胡汤，一剂而愈。此《伤寒论》所谓"伤寒中风，有柴胡证，但见一证便是，不必悉具"也。

方中重用柴胡，正所以助少阳之枢转以引邪外出也。犹恐其枢转之力或弱，故又助以人参，以浓其上升之力，则少阳之邪直能随少阳之气透上出矣。用半夏者，因其生当夏半，能通阴阳、和表里，且以病本喜呕，而又升以柴胡、助以人参，少阳虽能上升，恐胃气亦因之上逆，则欲呕之证仍难愈，用半夏协同甘草、姜、枣降胃兼以和胃也。用黄芩者，以其形原中空，故善清躯壳之热，且亦以解人参之偏热也。

李静讲记

张锡纯先生治此证每先考虑有无外邪，故我认为张先生亦为擅用经方者，读张先生书中医论，先生在小柴胡汤后【附录】后世用小柴胡汤分量，可以看出："故女子之胞室亦曰血室。当其经水初过之时，适有外感之传经者乘虚袭入，致现少阳证病状，亦宜治以小柴胡汤，《伤寒论》中亦曾详论之矣。《伤寒论》原文：妇人中风，七八日续得寒热，发作有时，经水适断者，此为热入血室。其血必结，故使如疟状，发作有时，小柴胡汤主之。"

"少阳证，不必皆传自阳明也。其人若胆中素有积热，偶受外感，即可口苦、心烦、寒热往来，于柴胡汤中加生石膏、滑石、生杭芍各六钱，从小便中分消其热，服后即愈。若其左关甚有力者，生石膏可用至一两（小柴胡汤证宜加石膏者甚多，不但此证也），自无转阳明之虞也。"

张先生此意可以理解为：仲景之小柴胡汤可治妇人热入血室，故经行而周期性发热者，小柴胡汤皆可用之，其人若胆中素有积热，偶受外感，即可口苦、心烦、寒热往来，于柴胡汤中加生石膏、滑石、生杭芍各六钱，从小便中分消其热，服后即愈。若其左关甚有力者，生石膏可用至一两（小柴胡汤证宜加石膏者甚多，不但此证也），自无转阳明之虞也。柴胡劫阴之说可信，然可变通用之，于阴虚者加用滋阴之药可也。临证于周期性发热者均可考虑用小柴胡剂，即为师其法，但不必泥其方，此即触类旁通之意是也。

张先生书中有用黄芪、知母配伍组方治阴虚热不退之法，知母用量且大于黄芪其热即退者为何？其病不止阴虚，气也虚是也！加用生石膏者，必为合并有外感者，再加人参者，以防石膏之力伤正也！

其每值经期发热者，热入血室也！阴虚发热者，用滋阴清热，凉血调经。方用蒿芩地丹四物汤加减是为正治，肝郁发热用丹栀逍遥散与张先生主用柴胡汤加生石膏、滑石、生杭芍，若其左关甚有力者，生石膏可用至一两，两相比较则明矣。先生说小柴胡汤证宜加石膏者甚多，不但此证也。然此时可理解为有外感者师用张先生法可，无外感证，肝郁之发热师用张先生此论亦可。先生加用生石膏、滑石、生杭芍，较丹栀逍遥散之散郁热要稳妥得多。至于血瘀型用血府逐瘀汤加栀子，更是治疗热入血室极为效验的方子。

读《医学衷中参西录》至此，当需明白张先生每于治病之时，首辨其有无外感之邪，擅长用生石膏之理念，此论小柴胡汤加石膏且再加滑石、白芍更有深意，颇合现代人之体质病发热。先生曰："小柴胡汤本为平和之剂，而当时医界恒畏用之，忌柴胡之升提也。即名医若叶天士，亦恒于当用柴胡之处避而不用，或以青蒿代之。诚以古今之人，禀赋实有不同，古人禀质醇浓，不忌药之升提，今人体质多上盛下虚，上焦因多有浮热，见有服柴胡而头疼目眩者，见有服柴胡而齿龈出血者，其人若素患吐血及脑充血证者，尤所忌服。至愚用小柴胡汤时，恒将原方为之变通。"

读张先生此论，于无字句处读书之理甚明，当用柴胡剂而畏用之，其不知加用石膏、滑石、白芍即可清热顾阴之理，触类旁通之，则于阴虚甚明者加用滋阴类若生地黄、麦冬类未为不可，瘀血明显者加用丹参、桃红类未尝不可也。明此理者，善读医书，善读张先生书者。

释疑解难

学生曾泽林：经行发热临证所治不多，且多为内伤型。张锡纯先生注重夹有外感发热者，老师的论点是什么？论治要点是什么呢？

李静：此证从辨证角度论之，则舌红、苔少、脉细数是为阴虚之征。现代人此类证颇多，治此类证每需辨其有无气血瘀滞，于治阴虚之法时存一有无气血瘀滞之念，舌红偏紫者即属有瘀，脉细数若有弦象亦属有瘀。我的经验是病久必有瘀，阴虚之体久之亦可致瘀，故治阴虚证每注意辨其有无气血瘀滞与气血瘀滞之程度，每于滋阴清热法中加用疏通气血之法，常用衡通理阴汤、衡通滋阴汤、衡通滋阴凉血汤、衡通滋阴清燥汤诸方辨证治之。肝郁型发热每用衡通清毒汤治之，是于疏通气血散郁之法加用清热解毒之类药，实是于张先生小柴胡汤加清热之石膏、滑石治兼夹外感论治与养阴活血之白芍论中悟出加味而成。舌红、苔微腻、脉弦数是为肝郁型常见之征，临证每见舌红紫、舌尖有红紫斑点者即属肝郁瘀热之重者，故每加用金银花、生石膏、白茅根、滑石、升麻、连翘、羚羊角。血瘀型辨证舌紫暗或舌边有瘀点、脉沉弦或沉涩有力者用衡通汤，若舌紫暗或舌边有瘀点色红紫者即属瘀热，每需用衡通解毒汤法。

衡通理阴汤

生山药、桑叶、桑椹、白茅根、生地黄、玄参、天冬、麦冬、枸杞子、北沙参、白芍、山萸肉各30克，炙甘草12克，水煎服。

辨证有气血瘀滞者加用衡通散，每日2次，每服10克。

衡通滋阴汤

生地黄、紫草、生地榆、白芍、白茅根、竹叶各30克，玄参24克，丹参15克。辨证有气血瘀滞者加用衡通散，每日2次，每服10克。热重者加羚羊角10克，水煎服。

衡通滋阴凉血汤

当归、川芎、桃仁、红花、赤芍、柴胡、川牛膝、枳壳、桔梗、炙甘草、生地黄、炮山甲、三七粉（药汁送服下）各10克，生地黄、紫草、生地榆、白芍、白茅根、竹叶各30克，玄参24克，丹参15克，水煎服。

衡通滋阴清燥汤

滑石（布包煎）、生山药、白茅根各30克，生白芍18克，生鸡内金、炙甘草各12克，羚羊角丝6克，水煎服。

衡通清毒汤

当归、川芎、桃仁、红花、赤芍、柴胡、川牛膝、枳壳、桔梗、炙甘草、生地黄、炮山甲、三七粉（药汁送服下）各10克，金银花、生石膏、白茅根、滑石、升麻各30克，连翘12克，羚羊角6克，水煎服。

衡通汤

当归、川芎、桃仁、红花、赤芍、柴胡、川牛膝、枳壳、桔梗、炙甘草、生地黄、炮山甲、三七粉（药汁送服下）各10克。气虚者可加人参、黄芪各12克；热加黄芩10克、黄连3克；寒加桂枝、附子各12克；有风证可加蝉蜕、地龙、全蝎各10克，蜈蚣3条，水煎服。

衡通解毒汤

当归、川芎、桃仁、红花、赤芍、柴胡、川牛膝、枳壳、桔梗、炙甘草、生地黄、炮山甲、三七粉（药汁送服下）各10克，黄连6克，黄芩、黄柏、栀子各10克，大黄3克，水煎服。

第十二节　经行头痛

师承切要

师承切要者，师承张锡纯先生"经行头痛"论治之精要，以及自己领悟与运用张先生之学说及临床的心得体会，力求切中要点。书中之活络效灵丹与气血瘀滞肢体疼痛诸方论治，从整体出发，辨证论治，找出病因为气血虚弱、阴虚阳亢、瘀血阻滞和痰湿中阻。偏差是气血、阴精不足，经行之后，气血阴精更亏，清窍失养；或由痰、瘀之邪，值经期随冲气上逆，上扰清窍致痛。纠正偏差用衡而通之之法。临证用衡通法组方，视其所偏，抓主证，用对证之方或对证之药一二味专攻其处，又加补药以为之佐使，是以邪去正气无伤损。书中之既济汤、来复汤、升陷汤诸方论，药物编中之生石膏、赭石、白芍、山萸肉、附子、桂枝、川芎解等及医论、医话编中皆有论及，读者宜细读之，博览群书，于无字句处读书，触类旁通，有是证用是方，有是证用是药，用于治疗西医学之经前期紧张综合征与慢性盆腔炎患者发生的经行头痛。

《医学衷中参西录》书中原文

头疼之证，西人所谓脑气筋病也。然恒可重用赭石治愈。近在奉天曾治何姓女，年二十余岁，每日至巳头疼异常，左边尤甚，过午则愈。先经东人治之，投以麻醉脑筋之品不效。后求为诊视，其左脉浮弦有力者，系少阳之火夹心经之热，乘阳旺之时而上升以冲突脑部也。为疏方：赭石、龙骨、龟板、萸肉、白芍各六钱，龙胆草二钱，药料皆用生者，煎服一剂，病愈强半，又服两剂痊愈。隔数日，又治鞠姓妇，头疼亦如前状，仍投以此方两剂痊愈。

李静讲记

　　头痛皆属气血瘀滞，病因不同，表现不同，治法不同。找出病因，即找出体内偏差，祛除病因即为纠正偏差，故治法当以衡通法、衡通汤疏通气血为大法。气血虚弱者，佐以补药可也。阴虚阳亢者，师张先生意滋其阴，再加用赭石镇冲即可。痰湿中阻亦需辨其偏寒、偏热之痰湿方可。

　　舌淡、苔薄、脉细弱属气血虚弱型，用衡通益气汤；舌淡苔白腻润滑是为偏阳虚重，衡通汤加桂、附、白芍、皂角刺，是为衡通温通汤；舌红、苔少、脉细数属阴虚阳亢型，结合主证头晕目眩，口苦咽干，烦躁易怒，腰酸腿软，手足心热，经量少，色鲜红，治用衡通滋阴汤重加赭石是为衡通滋阴镇冲汤；舌紫暗、边尖有瘀点、脉沉或涩而有力属瘀血阻滞型，治用衡通止痛汤；舌淡胖、苔白腻、脉滑属痰湿中阻型，治用衡通化痰汤。

衡通益气汤

　　当归、川芎、桃仁、红花、赤芍、柴胡、川牛膝、枳壳、桔梗、炙甘草、生地黄、炮山甲、三七粉（药汁送服下）各10克，人参、黄芪各12克，山萸肉、生山药各30克，水煎服。

衡通温通汤

　　当归、川芎、桃仁、红花、赤芍、柴胡、川牛膝、枳壳、桔梗、炙甘草、生地黄、炮山甲、桂枝、三七粉（药汁送服下）各10克，白芍18克，黑附片、生姜、皂角刺各12克，水煎服。

衡通滋阴镇冲汤

生地黄、紫草、生地榆、白芍、白茅根、竹叶各 30 克，赭石 45 克，玄参 24 克，丹参 15 克，热重者加羚羊角 10 克。辨证有气血瘀滞者加用衡通散，每日 2 次，每服 10 克，水煎服。

衡通止痛汤

当归、川芎、桃仁、红花、赤芍、柴胡、川牛膝、枳壳、桔梗、生地黄、乳香、没药、三七粉（药汁送服下）各 10 克，炮山甲、皂角刺各 12 克，生白芍、炙甘草、山萸肉各 30 克，水煎服。

衡通理痰汤

当归、川芎、桃仁、红花、赤芍、柴胡、川牛膝、枳壳、桔梗、炙甘草、生地黄、炮山甲、三七粉（药汁送服下）各 10 克，半夏、皂角刺、滑石各 18 克，茯苓 30 克，水煎服。

释疑解难

案例辨析一：

《医学衷中参西录》书中案例

族嫂年三十余岁，身体甚弱，于季春忽患头疼，右边疼尤剧，以致上下眼睑皆疼，口中时溢涎沫，唾吐满地，经血两月未见，舌苔黏腻，左脉弦硬而浮，右脉沉滑。知系气血两虚，内有蕴热，夹肝胆之火上冲头目，且有热痰堵塞中焦也。为疏方用赭石解下所载治何姓女之方加减，生赭石细末六钱，净山萸肉五钱，野台参、生杭芍、生龟板、当归身各三钱。一剂左边疼顿减，而右边之疼如故。遂用前方加丹皮二钱，赭石改用八钱。服后不但头疼悉愈，且口内涎沫亦无，唯月经仍未见，又改用赭石至一两，加川芎二钱。服下，翌日月事亦通。

夫赭石向在药物中为罕用之品，而此方用之以治头疼，以治痰涎堵塞，以治月事不见，皆能随手奏效，实赭石之力居多。

案例辨析二：

寇姓女，52岁，经行头痛十年余，屡服止痛类西药。视其舌淡嫩红紫，舌面有短而深之裂纹，苔薄光剥，呈地图状，脉弦滞。每于经前或经后头痛，平日则痛较轻，经期则重。近月来又增腰背疼痛，腿脚微肿。辨证属阴虚阳亢，瘀血阻滞，治以养阴平肝，化瘀通络，方用衡通镇痛汤：

当归、川芎、桃仁、红花、赤芍、柴胡、川牛膝、枳壳、桔梗、乳香、没药、三七粉（药汁送服下）各10克，炮山甲、皂角刺各12克，生地黄、生白芍、炙甘草、赭石、桑寄生、山萸肉各30克，水煎服。

本方即衡通止痛汤加赭石以镇肝之冲气，桑寄生以通络柔筋，山萸肉补肝敛肝于条达之中，血府逐瘀汤养血活血，乳香、没药、芍药、甘草、三七化瘀止痛，炮山甲、皂角刺散结以达病所，共奏养阴平肝化瘀通络止痛之功，后以衡通散服之巩固。

学生曾泽林：现代女性病经行头痛者颇多，往往自购成药或止痛药服之，久久不效方求诊于中医。老师常说久病必瘀，故愈之缓也。因此，真正能治好的病人不多。案例一为张锡纯先生医案，其证为气血两虚肝热上冲，故治时重用赭石镇其冲。案例二经行头痛十余年，老师据其舌脉与症状，辨证属阴虚阳亢、瘀血阻滞。治以养阴平肝化瘀通络，方用衡通镇痛汤而数诊方愈，仍与衡通散服之，令其巩固，然不知此病人能否继续服药，故老师常说现代中医难，乃多年临证经验之实话实说也。因此，经行头痛的治疗大法与辨证论治要点是什么？还请老师讲述之。

李静：现代中医难者，难在辨证，难在识证，难在所治之证大多为复杂之病证，难在多是风、寒、湿、热、燥致瘀令结之证也！

若是单纯之证，辨之易，治之固不难。难在所诊之患者，均属兼夹诸证，而病家又往往用西医药之一服止痛之效来要求中医，一诊有效都不一定再来，不效更是可想而知，患者大多不再来诊。痛止，病人以为病已痊愈，何必再来服药？一诊痛不止者，病家认为中医不行，医者不行，屡屡更医换药，此实乃积俗难改者也。

岂不知，一诊服药止痛者，药与病符，痛止是为病情缓解，病根未除。一诊未效者，或是病重药轻，或是药证不符。而往往有一诊服药后加重者，病人不能接受，故改弦易辙，屡屡更医即是此理。

因此，临证遇此类顽证，视其舌脉与证，凡病情复杂者，当告知病人服药后的三种反应皆属正常反应之理，让其与医生配合，方可愈此顽症之理为要。

我的经验是，现代女性病头痛者多，往往求速效，故中医、西医均不得已而采用头痛治头之法，以止其痛，下次再痛再治。故往往留下瘀滞之结，久之痼疾成也。曾见有因头痛服西药止痛粉数十年之患者，最终服致胃穿孔。临证服中成药正天丸、天麻丸者更不在少数。此所以我说现代女性头痛证多，阴虚内燥风胜致瘀令结之证多的道理所在。风热头痛者，服止痛药可宣散之，然久则可令阴虚血燥而致瘀结。风寒头痛者，服止痛药可止，服正天丸也可止，然令其体内因燥致瘀令结者更多。风湿头痛者亦然，服止痛类西药有效，久则伤其胃，痰湿与气血瘀结成为痼疾也。

辨证大法是，久病验舌质。舌淡紫属瘀，舌红紫属瘀热。苔薄属风，苔薄燥即属风燥夹瘀。舌紫无苔属阴虚内燥生风，舌紫舌尖有红紫斑点高出舌面属阴虚瘀热，舌尖有细小红点隐于舌面下是属阴虚内燥生风瘀结。舌紫苔薄，属风燥瘀结。脉有力属有余，无力为不足。弦则为气滞，紧则为寒，数者偏热，舌紫暗属瘀血。

凡可攻者属实，不可攻者属虚。舌尖边有凹陷者多虚，宜多补少攻，通瘀与补益并用，方用衡通益气止痛汤。舌光无苔属阴虚，宜滋阴养血、益气通瘀之衡通滋阴养血法。舌淡苔白润滑属风寒湿，可用温通法，衡通温通散结汤之法。舌红紫苔白腻或黄腻属风湿热偏实之证，疏通气血、清热祛湿消风为治，方用衡通活血消风汤。舌边暗属瘀，舌苔薄滑腻即属风湿夹瘀，舌苔白腻厚且燥则为风湿热燥瘀结，此类证为可

攻可散之证，然均需衡通止痛汤为主，佐以攻病之药。

瘀结之属无形者，愈之已属不易，瘀结之属有形者愈之难也。无形之结者，西医辨不出，然其服药则痛止，故为病家所采用，然其不能治其本，故有头痛治头之说，中医则能辨出其结之轻重。如能用西医法治其标，用中医法治其本，是为病人之福、医学之全面发展也。有形之结者，西医检测法可以辨出。结之轻者，用对症治疗法，实则仍是头痛治头法。结之重者，往往用手术法，然仍为头痛治头之法，为何？手术只能治其然，不能治其所以然故也。若能用西医法治其标，中医辨证论治治其本，当为中华医学之最佳，中西医结合之最高境界也！

第十三节　经行吐衄

师承切要

师承切要者，师承张锡纯先生"经行吐衄"论治之精要，以及自己领悟与运用张先生之学说及临床的心得体会，力求切中要点。书中之"加味麦门冬汤"等诸方论治，从整体出发，重在辨证，找出病因为阴虚肺燥，肝经郁火，火热上炎，偏差为值月经期冲脉气盛上逆，损伤阳络，纠正偏差，抓主证，临证组方，视其所偏，用对证之方或对证之药一二味组方专攻其处，又加补药以为之佐使，是以邪去正气无伤损。书中之资生汤、十全育真汤、醴泉饮、既济汤、来复汤、升陷汤、理血汤诸方论，药物编中之赭石、龙骨、牡蛎、白茅根、阿胶、白芍、鲜小蓟、麦冬、穿山甲、三七、茵草、海螵蛸等及医论、医话编中皆有论及，读者宜细读之，博览群书，于无字句处读书，触类旁通，有是证用是方，有是证用是药，不可拘于病名，用于治疗西医学之代偿性月经病。

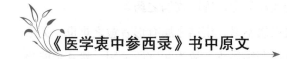

《医学衷中参西录》书中原文

加味麦门冬汤

治妇女倒经。

干寸冬五钱（带心），野台参四钱，清半夏三钱，生山药四钱（以代粳米），生杭芍三钱，丹参三钱，甘草二钱，生桃仁二钱（带皮尖捣），大枣三枚（擘开）。

妇女倒经之证，陈修园《女科要旨》借用《金匮》麦门冬汤，可谓特识。然其方原治"火逆上气，咽喉不利"。今用以治倒经，必略为加减，而后乃与病证吻合也。

或问，《金匮》麦门冬汤所主之病，与妇人倒经之病迥别，何以能借用之而有效验？答曰：冲为血海，居少腹之两旁。其脉上隶阳明，下连少阴。少阴肾虚，其气化不能闭藏以收摄冲气，则冲气易于上干。阳明胃虚，其气化不能下行以镇安冲气，则冲气亦易于上干。冲中之气既上干，冲中之血自随之上逆，此倒经所由来也。麦门冬汤，于大补中气以生津液药中，用半夏一味，以降胃安冲，且以山药代粳米，以补肾敛冲，于是冲中之气安其故宅，冲中之血，自不上逆，而循其故道矣。特是经脉所以上行者，固多因冲气之上干，实亦下行之路，有所壅塞。观其每至下行之期，而后上行可知也。故又加芍药、丹参、桃仁以开其下行之路，使至期下行，毫无滞碍。是以其方非为治倒经而设，而略为加减，即以治倒经甚效，愈以叹经方之函盖无穷也。

李静讲记

张锡纯先生用加味麦门冬汤治妇女倒经，是治虚实兼有且冲气上逆而有瘀象者。先生论吐衄之证，大抵皆因热而气逆，其因凉气逆者极少，即兼冲气肝气冲逆，亦皆夹热。何者，血得寒则凝，热结则迫血上逆也。妇女倒经之证，每至行经之期，其血不下行而上逆作吐衄者，宜治以四物汤去川芎，加怀牛膝、生赭石细末，先期连服数剂可愈。此论实亦可为治此虚实之证之要点也。四物汤去川芎，加怀牛膝、生赭石细末，若为虚证阴虚者，重用生地黄即可，或再加沙参、麦冬，肝经郁火证四物汤去川芎，加怀牛膝、生赭石细末，重用白芍即可引肝之郁火下行，若再加白茅根、羚羊角则其效更佳。

师张先生意，用对证之方者，中医妇科学之方可用之，是为常法。师承张锡纯先生论是为变法，用对证之药一二味组方以攻病者，是为变通治法。则阴虚肺燥型用衡通固阴止血汤，肝经郁火型用衡通清经止血汤。

衡通固阴止血汤

生地黄、玄参各 24 克，麦冬、阿胶、白芍各 18 克，生山药、山萸肉各 30 克，羚羊角丝 3 克，怀牛膝、生赭石各 30 克，水煎服。

衡通清经止血汤

生地榆、白头翁、白芍、白茅根、怀牛膝、生赭石各 30 克，羚羊角丝 6 克，水煎服。

释疑解难

学生曾泽林：经行吐衄临证所见不多，老师的经验与看法是什么？

李静：经行吐衄所治不多的道理在于病人因此证惶恐，故遇此证每求治于西医而用止血类药。早在农村行医时偶遇之，后即少见，往往在治他病时述及曾有过经来吐衄病史类病人，其不知吐衄之病用止血剂固可止之，然病因未除，冲任失调未恢复，而导致气血瘀滞，他病生也。所以临证以经行吐衄求诊者不多，偶然有之，多为阴虚内燥、肝经郁火热结者，清其肝火，散其郁，镇其冲，养其阴，愈之不难。张锡纯先生书中有案，可供参阅。

《医学衷中参西录》书中案例

妇女倒经之证，每至行经之期，其血不下行而上逆作吐衄者，宜治以四物汤去川芎，加怀牛膝、生赭石细末，先期连服数剂可愈。然其证亦间有因气陷者，临证时又宜细察。曾治一室女吐血，及一少妇衄血，皆系倒行经证，其脉皆微弱无力，气短不足以息，少腹时有气下坠，皆治以他止血之药不效，后再三斟酌，皆投以升陷汤，先期连服，数日痊愈。总之，吐衄之证，大抵皆因热而气逆，其因凉气逆者极少，即兼冲气肝气冲逆，亦皆夹热，若至因气下陷致吐衄者，不过千中之一二耳。

用此方治倒经大抵皆效，而间有不效者，以其兼他证也。曾治一室女，倒经年余不愈，其脉象微弱。投以此汤，服药后甚觉短气。再诊其脉，微弱益甚。自言素有短气之病，今则益加重耳。恍悟其胸中大气，必然下陷，故不任半夏之降也。遂改用拙拟升陷汤，连服十剂。短气愈，而倒经之病亦愈。

第十四节　经行泄泻

师承切要

师承切要者，师承张锡纯先生"经行泄泻"论治之精要，以及自己领悟与运用张先生之学说及临床的心得体会，力求切中要点。书中之一味薯蓣饮、滋阴清燥汤与生山药诸方论治，从整体出发，辨证论治，找出病因为脾气虚和肾阳虚。偏差为脾肾阳气不足，运化失司，值经期血气下注冲任，脾肾愈虚而发生泄泻。纠正偏差用衡通法组方，视其所偏，抓主证，用对证之方或用对证之药一二味专攻其处，又加补药以为之佐使，是以邪去正气无伤损。书中之薯蓣苤苡粥、加味天水散、加味四神丸、既济汤、来复汤、升陷汤诸方论，药物编中之山药、滑石、车前子解等及医论、医话编中皆有论及，读者宜细读之。博览群书，于无字句处读书，触类旁通，有是证用是方，有是证用是药，不可拘于病名，用于治疗西医学之经前期紧张综合征。

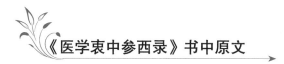

《医学衷中参西录》书中原文

一味薯蓣饮

治劳瘵发热，或喘或嗽，或自汗，或心中怔忡，或因小便不利，致大便滑泻，及一切阴分亏。生怀山药（四两，切片）煮汁两大碗，以之当茶，徐徐温饮之。山药之性，能滋阴又能利湿，能滑润又能收涩。是以能补肺补肾兼补脾胃。且其含蛋白质最多，在滋补药中诚为无上之品，特性甚和平，宜多服常服耳。

李静讲记

中医妇科学诸法论治是为常法，张锡纯先生一味薯蓣饮、薯蓣苤苢粥、加味天水散、加味四神丸可为变法。师承张先生用对证之药一二味以攻病是为变通治法，师其论治病用药以胜病为主不可拘于用量是为变通巧治之法也。

重用一味山药，平淡之方，平淡之药，重用之即可立见功效。于无字句处读书，触类旁通，则张先生之滋阴清燥汤，既可治上热下燥之发热腹泻，又可治肝旺乘脾之痛泻，贵在加减运用也。滋阴清燥汤与痛泻要方，方中皆以白芍为主药抑肝之旺，一为治因脾虚而寒泻，一为治因热而下燥之热泻。我则每用衡通滋阴清燥汤，脾气虚者加人参、白术、茯苓、薏苡仁，减滑石量，方为衡通益气健脾汤；肝旺乘脾之痛泻减滑石量，重用白芍、炙甘草，加山萸肉以敛肝，生鸡内金、白术以助脾之运化，方为衡通平肝汤；肾阳虚型加附子、人参、白术、茯苓、桂枝、核桃仁、生姜，去滑石，方为衡通温阳汤。

衡通益气健脾汤

滑石（布包煎）、生白芍、炙甘草、人参、白术各 12 克，生山药、茯苓、薏苡仁各 30 克，水煎服。

衡通平肝汤

滑石（布包煎）、炙甘草、生鸡内金、白术各 12 克，生山药 30 克，山萸肉、生白芍各 18 克，水煎服。

衡通温阳汤

附子、人参、桂枝、白术、茯苓、白芍、炙甘草各 12 克，核桃仁、生山药各 30 克，生姜 10 克。

释疑解难

学生曾泽林：经行泄泻中西医论治的概念不同，老师如何看待？

李静：西医辨病，此证属经前期紧张综合征范畴，是妇女在经前出现一系列精神和躯体症状，随月经来潮而消失的一种疾病。临床以经前 7～14 天出现烦躁易怒、精神紧张、神经过敏、浮肿、腹泻、乳房胀痛等一系列症状，并随月经周期性发作为其特点。本病的发病率可达行经者的 50%，以 20～30 岁患病率最高。城市妇女及脑力劳动妇女多见。每个人表现症状不同，病情有轻有重，轻者可以忍受，严重者影响工作和生活。西医对本病的病因尚不清楚，认为可能与下列因素有关：①雌激素／孕激素比值升高；②与 β 内啡肽有关；③催乳素浓度增高；④前列腺素过多；⑤心理因素。不同的患者可能是由于上述不同的因素导致经前期紧张综合征的发生。对于本病的治疗主要是心理治疗和药物治疗。

在古医籍中无经前期紧张综合征病名记载，但其临床症状包括在中医的"经行泄泻"等病症中。《女科百问》中有"经水欲行，先身体疼痛"的记载。《叶氏女科证治》云："经来遍身浮肿，此乃脾土不能克水，变为肿。"本病临床以经行前后出现浮肿、泄泻、头身疼痛、乳房胀痛、发热、眩晕、口舌生疮、皮肤瘙痒、起疹块及情志异常等为其特征，症状复杂多样，可单独存在，亦可两三症同见。中医学认为本病的形成与经前血注冲任血海，全身阴血相对不足，阴阳失调，脏腑功能紊乱有关。实则是体内失衡也，用衡通法衡量之，找出偏差，有是证用是方、用是药治之，可从张锡纯先生书中验案辨之。

《医学衷中参西录》书中验案

一妇人因行经下血不止，服药旬余无效，势极危殆。诊其脉象浮缓，按之即无，问其饮食不消，大便滑泻。知其脾胃虚甚，中焦之气化不能健运统摄，下焦之气化因之不固也。遂于治下血药中加白术一两，生鸡内金一两，服一剂血即止，又服数剂以善其后。

李静按：此即有是证用是法之理也。本例以行经下血不止求诊，服药旬余无效，先生诊其脉象浮缓，按之即无，问诊得知其脾胃虚极，遂于治下血药中加白术、生鸡内金各一两，一剂则效。医者如能达此水平，是为医之大者，我辈当终生努力之！

第十五节　经行乳房胀痛

师承切要

　　师承切要者，师承张锡纯先生"经行乳房胀痛"论治之精要，以及自己领悟与运用张先生之学说及临床的心得体会，力求切中要点。书中之消乳汤、升降汤、活络效灵丹、培脾舒肝汤及治气血瘀滞肢体疼痛诸方论治，从整体出发，辨证论治，找出病因为肝郁气滞和胃虚瘀滞。偏差为经前、经期冲脉气血充盛，郁滞更甚，令乳络不畅。纠正偏差用衡而通之之法。临证用衡通法组方，视其所偏，抓主证，用对证之方或对证之药一二味专攻其处，又加补药以为之佐使，是以邪去正气无伤损。书中之理冲汤、既济汤、来复汤、升陷汤诸方论，药物编中之鸡内金、三棱、莪术、天花粉、穿山甲、三七、桂枝、连翘、生麦芽解等及医论、医话编中皆有论及，读者宜细读之，博览群书，于无字句处读书，触类旁通，有是证用是方，有是证用是药，不可拘于病名，用于治疗西医学之经前期紧张综合征。

《医学衷中参西录》书中原文

升降汤

治肝郁脾弱，胸胁胀满，不能饮食。宜与论肝病治法参看。

野台参二钱，生黄芪二钱，白术二钱，广陈皮二钱，川厚朴二钱，生鸡内金二钱（捣细），知母三钱，生杭芍三钱，桂枝尖一钱，川芎一钱，生姜二钱。

世俗医者，动日平肝，故遇肝郁之证，多用开破肝气之药。至遇木盛侮土，以致不能饮食者，更谓伐肝即可扶脾。不知人之元气，根基于肾，而萌芽于肝。凡物之萌芽，皆嫩脆易于伤损，肝既为元气萌芽之脏，而开破之若是，独不虑损伤元气之萌芽乎？《内经》曰"厥阴（肝经）不治，求之阳明（胃经）"，《金匮》曰"见肝之病，当先实脾"，先圣后圣，其揆如一。故此方唯少用桂枝、川芎以舒肝气，其余诸药，无非升脾降胃，培养中土，俾中宫气化敦厚，以听肝气之自理。实窃师《内经》求之阳明，与《金匮》当先实脾之奥旨耳。

按："见肝之病，当先实脾"二句，从来解者，谓肝病当传脾，实之所以防其相传，如此解法固是，而实不知实脾，即所以理肝也。兼此二义，始能尽此二句之妙。

李静讲记

师承张锡纯之论点，则肝郁气滞型可用消乳汤变通治之，胃虚痰滞型用升降汤，气血瘀滞重疼痛明显者，可用活络效灵丹之法。于无字句处读书，当可理解为肝郁气滞则犯胃，胃虚则痰滞，气血痰滞则乳络不畅，不通则疼胀生也。气有余便是火，所以此证多为肝郁化热，痰气与血滞结则成块。肝气郁结，疏泄失司，气血不畅。肝司冲脉，经前冲气偏盛，冲气循肝脉上逆，肝经气血壅盛，乳络不畅，"不通则痛"也。

舌红、苔薄、脉弦为肝郁气滞之征，属无形之结。若乳房有结块痛甚者，是为气血痰火有形之结。无形之结用疏肝理气通络之法，用柴胡疏肝散加味，有形之结则需加用化瘀散结之药方可。若肝郁化热夹瘀者，方用血府逐瘀汤加金银花、连翘可，热结瘀滞重者则需用消乳汤方可胜任，气血瘀滞结块明显者可用活络效灵丹加味治之，胃虚痰滞型用四物合二陈汤并伍用理肝之法方可胜任，即肝胃同治之法也。

此证临床多见，一般平日症状不明显，经前症状明显者多属肝气郁滞。舌红、苔薄、脉弦为肝郁气滞之征。舌红紫、舌尖有红紫斑点即属瘀热，舌紫、尖边有暗紫瘀斑即属有瘀。舌边有齿痕、苔白腻者即属胃虚痰滞。舌红紫苔薄、舌尖有细小红斑点不高出舌面者属阴虚、肝郁气滞、血瘀夹热。此类症状最为棘手，清热解毒即会耗阴伤胃，疏肝理气亦会损液伤阴，活血化瘀则会损气伤精，通络散结则会耗血散血。

而现代人每自购成药服用，此类成药往往偏于疏肝解郁，理气散结，故导致气阴两虚瘀热之证越来越多。

此即张先生说现代人病阴虚者多之理也！医者临证不辨其为何会肝郁气滞，一见有气滞，即与用理气疏肝之方药，逍遥丸、顺气丸屡用之而气郁不散，愈不散愈认为郁重药轻，而更加重其量。岂不知气有余便是火，郁结之火热灼其阴则液耗，阴液被耗则火热愈盛，火热愈盛则体内愈燥，体内愈燥则气血愈为之瘀滞，结块由此而成也！

临证辨其舌，舌尖有红紫斑点者即属郁热。舌淡非热，苔腻属痰湿，脉弦即气滞，脉涩即属瘀，脉细属血虚。舌尖红紫斑点高出舌面者属瘀热重，舌尖细小红斑点不高出舌面而隐于舌面者即属阴虚瘀热。阴不虚之郁热消散亦易，阴虚瘀滞之热消散不易。阴虚夹瘀热者愈之难也，阴虚夹瘀热瘀血成块者愈之更难是也！

如此论之，师承张锡纯先生用对证之药一二味以攻病，抓主证，主证为每值经前或经期乳房作胀，甚至胀满疼痛，肝郁气滞型舌红、苔薄、脉弦、无形之结用疏肝理气通络之法，方用衡通清热散结汤；若乳房有结块痛甚者，是为气血痰火有形之结。衡通汤加用化瘀散结之药乳香、没药、皂角刺方可，方用衡通化瘀散结汤；胃虚痰滞型则需肝郁气滞与胃虚痰滞同治，方用衡通理痰汤。

衡通清热散结汤

当归、川芎、桃仁、红花、赤芍、柴胡、川牛膝、枳壳、桔梗、炙甘草、生地黄、炮山甲、三七粉（药汁送服下）各10克，金银花、连翘、皂角刺各 18 克，水煎服。

衡通化瘀散结汤

当归、川芎、桃仁、红花、赤芍、柴胡、川牛膝、枳壳、桔梗、生地黄、乳香、没药、炙甘草、三七粉（药汁送服下）各 10 克，炮山甲、皂角刺各 12 克，丹参 15 克，蜈蚣 3 条，壁虎 6 克，水煎服。

衡通理痰汤

当归、川芎、桃仁、红花、赤芍、柴胡、川牛膝、枳壳、桔梗、炙甘草、生地黄、炮山甲、三七粉（药汁送服下）各 10 克，半夏、皂角刺、滑石各 18 克，茯苓 30 克，水煎服。

释疑解难

案例辨析：

高姓女，年 25 岁，左乳房内有硬肿块微有疼痛而去医院就诊，医生用手触诊后即主张其住院手术，诊为肿瘤。高姓女甚惧之，与其夫商询于李洪波，洪波带其来诊。视其面色微黄，舌红紫，苔薄黄厚白腻，舌尖有许多红紫斑点高出舌面，脉弦偏数。触其肿块处非坚如石状，告知其非恶性肿瘤，乃肝胆气滞瘀火导致气血痰火瘀结而致之良性囊肿，劝其大可不必紧张。然恐其心中不踏实，故令其再换一家医院确诊，以除其疑。高姓女也说自己性情急躁易怒，且最近右胁下疼痛数次发作。告知其肝胆瘀滞之热极盛，需与肝胆病一同医治方可，约以三月为期，如不愈可用手术法。处以衡通清肝汤、解毒汤、散结汤之意组方，名为衡通清毒散结汤：

当归、川芎、桃仁、红花、赤芍、柴胡、川牛膝、枳壳、桔梗、炙甘草、炮山甲、三七粉（药汁送服下）各 10 克，白茅根、夏枯草、蒲公英、金银花、紫草各 30 克，皂角刺、连翘各 12 克，大蜈蚣 3 条，水煎服。

二诊，服上方一个月，病不稍减，询其去医院检查否？答之准备去，后去北京某医院确诊为乳腺纤维腺瘤，并有胆囊炎、胆结石。告知其不去确诊，心中恍惚，犹豫焦虑，病情何能得效？现既病已确诊，仍以上方加生鸡内金、葶苈子各12克。又服一月，右胁疼方大减，自述性情急躁亦减，乳房肿块已变小且已不疼痛，上方加减又服一月肿消痛止而停药。后每于经期服调经活血汤数剂，三月后即怀孕。

现代女性病此证甚多，故中医有青少年女性宜健脾胃、中青年女性宜疏肝气、老年女性宜补肾气之说。然临证经验认为，现代青少年女性健脾气亦当疏其肝，中青年女性疏肝气亦当清其热、活其血，故我往往认为现代女性气血瘀滞夹热证最多。老年女性也当疏肝补肾方可，为何？老年女性具有肝气郁滞的更不在少数也。总以衡通法衡量之，找出其偏差，纠而正之方为大法。

遇经行乳胀者要仔细询问病史，乳胀与月经周期的关系，并作乳房触诊，检查有无乳房结块，结块大小、软硬度、活动性，有无高低不平，乳头是否有乳汁或血性分泌物，重者并作涂片检查，淋巴结有无浸润。用B超、CT或核磁共振、查血糖类抗原125（CA-125）、催乳素（PRL）等进行鉴别检查。这对病的预后极为重要，故要鉴别之。本病患者如有乳癌家族史，或病理检查发现非典型上皮细胞增生者，应考虑手术治疗。此即中西医结合，西医辨病、中医辨病再辨证论治的长处。

乳房与肝的关系密切，情绪抑郁可加重本病，故应保持心情舒畅，使肝气调达，促进疾病痊愈。

经行乳胀常伴月经失调或不孕，治疗时需同时加调经药，待乳胀消失、月经正常就有受孕机会。

学生李洪波： 此证亲见老师观其面色，视其舌，验其脉，触其肿块，即告知其非恶性肿瘤，劝其不必恐慌惧怕，主张三月可愈，如不愈可手术之。并诊断其为肝气郁滞，肝胆之火与痰气瘀滞而成。并令其换医院确诊以免疑虑，其服药一月不效者，一是药力未到，二为心情不能放开而致，故老师早令其换医院确诊，并告知其性情如此，如不确诊恐于其病治之不利。果于北京某医院确诊后，又服一月方始见效，既见效，故能坚持再服以至病愈且三月后即怀孕。

从此案例可以看出中西医结合之长处，也可看出动辄开刀手术之弊端，更可验证中西结合，西医辨病、中医辨证论治为最佳之必然。

如此论之，临证辨证论治从何处着手为要点？如何辨别其病情之轻重程度，采用相应的治疗方法呢？

李静：经行乳房胀痛者，肝郁气滞无疑，然需辨其结之程度。病初者多属无形之结，西医查不出问题，气滞血瘀也，夹热、夹痰者为多。热虽无形，然中医可从其舌紫、舌尖有红紫斑点辨出，其脉多弦而有力。舌苔薄或光者属阴虚气血瘀滞血燥而结，其脉多弦细。舌红紫苔白腻或黄腻者属湿热并重，脉多弦偏滑，西医辨病往往可查出有囊性肿块或增生性病变，是为有形之结之轻者。若舌紫暗，舌尖边有明显瘀斑者多属有形之瘀结，多为有形之结且重者。中西医结合之长处就在于西医辨病可明察秋毫，若能早期辨出病之轻重程度，早用中西医结合之法，用手术治其标，中医找出偏差治其本，当是病人之福，中华医学之幸也。

学生李洪波：如老师所论，现代女性气血瘀滞者颇多是为何？而且气血瘀滞导致无形之结者治之已属不易，有形之结者治之更难。老师常用衡通理论衡量之，找出偏差，辨其有形之结与无形之结，于临证每用衡通诸汤攻病，往往佐以补益之药，可见老师从张锡纯先生论述中领悟发挥甚多。跟老师临证，往往见到诸多病者为气血瘀滞兼有所偏之证，而老师又有因虚致结、因瘀致虚而结之辨。有气滞血瘀夹热的，有血瘀气滞夹湿热痰阻的，如高姓女即是气滞血瘀湿热痰结而成之有形之结之轻症，故用对证之衡通清毒散结汤加减治疗，三月愈之。而病皆从无形之结发展为有形之结，老师主张以中为主，衷中参西，结合西医辨病，

第三章　月经病

中西结合，对无形之结者，当以中医为长。有形之结之轻者，中医药也可愈之。若有形之结之重者，中西医结合治之当为最佳。而具体辨证论治的要点是什么？还请老师讲述为盼！

李静：无形之结者，肝气郁滞也。每于行经前即乳房胀痛，重者合并小腹胀痛，久则平日乳房也会胀痛，即为有形之结也。此用西医辨病法即可辨出，即乳腺囊性增生者为常见。现代人于良性增生者多不以为意，往往自购成药服用，而且诸多医生也会给病人开此类成药。服用此类药不加辨证，故往往导致气虚而结，此即因虚致结者。因瘀致结者多为湿热痰气郁阻，久之湿热痰与气血凝滞成瘀而结，是为因瘀致结。积结久之，体内津液为之耗损，即结之重者，形成肿瘤，中医谓之乳岩是也。

故临证需于西医辨病外，用中医之传统辨证论治，用衡通法衡量之，找出其偏差，用对证之方药以攻病，佐以补药而不致伤正，即扶正祛邪法，邪去而正不伤。若能早期辨出其结之重者，结合西医手术法治其标，再用中医法衡量之，找出病因，祛除病因，方可不令其扩散。众所周知，手术法只能治其然，而不能治其所以然，即不能治其为何会结之理也。故我主张中西结合，西医辨病若为良性肿块，当属中医之结之轻者。手术未尝不可，术后服用中药治其病因即可。

近治一常姓女，28岁，右侧乳房囊性增生，三年前手术，术后在原处复发，且较原来还重，而且疼痛越来越重。中医若辨病为结之重者，即相当于恶性肿瘤，早期手术不失为一治标之佳法，然术后仍用化疗药者，是为只看到局部，未看到整体。只看到人的病，未看到有病的人。故往往导致复发转移，脏器衰竭，回天无力，此即动辄手术是滥砍滥伐，耗损脏器；滥用化疗药是饮鸩止渴，同归于尽也。

第十六节　经行情志异常

师承切要者，师承张锡纯先生"经行情志异常"论治之精要，以及自己领悟与运用张先生之学说及临床的心得体会，力求切中要点。书中之定心汤、安魂汤、加味小柴胡汤、龙蠔理痰汤、资生通脉汤诸方论治，从整体出发，辨证论治，找出病因为痰火、郁热或心血素虚，偏差为心血不足、肝经郁热和痰火上扰。纠正偏差用衡通法组方，视其所偏，抓主证，用对证之方或对证之药一二味专攻其处，又加补药以为之佐使，是以邪去正气无伤损。书中之理冲汤、升陷汤、资生汤、十全育真汤、既济汤、来复汤诸方论，药物编中之赭石、半夏、竹茹、龙骨、牡蛎、柏子仁、连翘解等及医论、医话编中皆有论及，读者宜细读之，博览群书，于无字句处读书，触类旁通，有是证用是方，有是证用是药，不可拘于病名，用于治疗西医学之经前期紧张综合征。

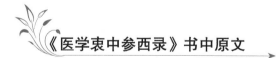

《医学衷中参西录》书中原文

定心汤

治心虚怔忡。

龙眼肉一两，酸枣仁五钱（炒捣），萸肉五钱（去净核），柏子仁四钱（炒捣），生龙骨四钱（捣细），生牡蛎四钱（捣细），生明乳香一钱，生明没药一钱。

心因热怔忡者，酌加生地数钱，若脉沉迟无力者，其怔忡多因胸中大气下陷，详观拙拟升陷汤后跋语及诸案自明治法。

李静讲记

中医妇科学是论其常，用张锡纯先生之定心汤、安魂汤、加味小柴胡汤、龙蚝理痰汤、资生通脉汤诸方论治是为变。师用张先生用对证之药一二味以攻病，佐以补药，适合现代人阴虚且偏于气血瘀滞之体情志异常证。

心血不足者舌色淡，舌苔薄白，脉细，师承张先生对证之方则为定心汤，用对证之药一二味以攻病，方中用枣仁、柏子仁以补心气，更用龙骨入肝以安魂，牡蛎入肺以定魄。魂魄者心神之左辅右弼也，且二药与萸肉并用，大能收敛心气之耗散，三焦之气化亦可因之团聚。心以行血为用，心体常有舒缩之力，心房常有启闭之机，若用药一于补敛，实恐于舒缩启闭之运动有所妨碍，故又少加乳香、没药之流通气血者以调和之。其心中兼热用生地黄者，因生地黄既能生血以补虚，尤善凉血而清热，故又宜视热之轻重而斟酌加用也。

肝经郁热之证，于无字句处读书，则可理解为少阳证，然不必皆传阳明也。其人若胆中素有积热，偶受外感，即可口苦、心烦、寒热往来，对证之方用张先生所论之小柴胡汤加味。于柴胡汤中加生石膏、滑石、生杭芍各六钱，从小便中分消其热，服后即愈。若其左关甚有力者，生石膏可用至一两（小柴胡汤证宜加石膏者甚多，不但此证也），自无转阳明之虞也。女子之胞室亦曰血室，当其经水初过之时，适有外感之传经者乘虚袭入，致现少阳证病状，口苦咽干，胸胁胀满，与肝经郁热证之舌红、苔黄、脉弦数，亦宜治以小柴胡汤，《伤寒论》中有但见一证即是，不必悉具之说。此即触类旁通，有是证用是方之意也。

痰火上扰证之舌红、苔黄腻、脉滑数有力，师用张先生对证之方则为龙蠔理痰汤加味，张先生书中论之甚详，若热重偏实之痰随证加黄连、竹茹可也。

如此论之，则心血不足者用对证之药首选为酸枣仁、柏子仁以补心；肝经郁热对证之药为柴胡、黄芩；痰火上扰对证之药为黄连、竹茹。心血不足之主证是心血虚，故当用补心之药为主药；肝经郁热之主证是郁热，故柴胡解郁、黄芩清热是为主攻药物；痰火上扰之主证是痰火，故黄连与竹茹是为首选攻病之药物。心血不足者补其心血，肝经郁热者疏肝解郁清热，痰火上扰证用龙蠔理痰汤于痰火实证不能胜任，故需加黄连、竹茹主攻痰火，是为有是证用是药之理也。

临证每有阴虚肝郁夹有痰火症状者，师承张先生用对证之药一二味以攻病，组方为衡通安神汤：

龙骨、牡蛎、赭石各30克，酸枣仁、柏子仁、山萸肉各24克，柴胡、枳壳、黄芩、半夏、炙甘草各10克，黄连6克，白芍、竹茹各18克，水煎服。

此方治阴虚肝郁偏有痰火症状者，心血不足属阴虚者有之，肝气郁热者有之，阴虚气血瘀滞夹痰火证者有之，方用龙骨、牡蛎、赭石安神镇冲为主药是为君，酸枣仁、柏子仁、山萸肉补血养心安神是为臣，疏肝解郁清热之柴胡、枳壳、白芍、黄连、黄芩为佐，清热化痰之半夏、竹茹、甘草为使，方名衡通安神汤，随证施治，贵在灵活运用也。

释疑解难

案例辨析：

王姓女，43岁，来诊时诉每月经来必先期数天，每于数天前必心烦意乱，性情突变，急躁易怒，每致家庭不和。视其舌红紫，舌尖有红紫斑点高出舌面，脉弦有力。询其大便干否？曰然。又问经来量多否？答之曰然。告知其肝郁火结甚久，体内郁热颇重，肝郁之热不得散，久郁体内故内燥致结，因此大便干结。经期提前者，郁热欲出也。性情突变者，欲发泄也。肝主疏泄，郁热不得散故也。治以衡通清散汤：

生地黄、白茅根、夏枯草各30克，连翘18克，羚羊角丝3克，水煎服。嘱其每于经前服一周，连服三个月经周期。

第十七节　经断前后诸证

师承切要

师承切要者，师承张锡纯先生"经断前后诸证"论治之精要，以及自己领悟与运用张先生之学说及临床的心得体会，力求切中要点。书中治女科方中十全育真汤、敦复汤、资生通脉汤诸方论治，从整体出发，辨证论治，找出病因为肾阴虚和肾阳虚，常累及心、肝、脾等多脏、多经，致使本病证候复杂。偏差为肾阴阳失调，纠正偏差因病情错综复杂而需用兼备法，即衡而通之之法也。临证用衡通法组方，视其所偏，抓主证，用对证之方或对证之药一二味专攻其处，又加补药以为之佐使，是以邪去正气无伤损。书中之资生汤、醴泉饮、既济汤、来复汤、升陷汤、理血汤诸方论，药物编中之人参、黄芪、山茱肉、赭石、龙骨、牡蛎、山药、三七解等及医论、医话编中皆有论及，读者宜细读之。博览群书，于无字句处读书，触类旁通，有是证用是方，有是证用是药，不可拘于病名，用于治疗西医学之更年期综合征及双侧卵巢切除或放射治疗后双侧卵巢功能衰竭者。

李静讲记

张先生之肾阴虚用十全育真汤治阴阳两虚夹有瘀滞者是为变法。临证视其所偏，用对证之药治其主证，组方变通用药，总以益其肾气为要。

释疑解难

案例辨析：

沈姓女，46岁。近年来经来量或多或少，午后面红潮热，双膝关节亦红，心悸，血压偏高。视其舌淡，舌尖有极细小之红斑点，舌边有齿印，脉弦细，两尺弱。辨证为气血阴阳俱虚，阴衰于下，阳浮于上，治用都气丸改汤。方用：

生地黄48克，桑椹、枸杞子、怀牛膝各18克，生山药、赭石各30克，白芍、山萸肉各24克，知母、丹参各12克，五味子、炙甘草各10克，熟附子6克，水煎服，3剂。嘱煎汤大剂分服。

复诊：服药3剂，午后面红大减，双膝关节红亦减，继服3剂，病愈。

学生曾泽林： 老师辨此证为气血阴阳俱虚，阴衰于下，阳浮于上，治用都气丸改汤服之即效，而此证未用衡通汤法，用都气丸何以会有如此速效呢？

李静： 此仍为衡通法也。此证属气血阴阳俱虚为主证，瘀滞较轻，故当滋其肾中真阴，阴得养则气血通畅，瘀滞自去也。用都气丸治此真阴亏虚，我是从岳美中老师论中悟出，其论此证主证为寒来如冰，热来如烙，乃肾中真阴亏虚，峻补其肾阴即可立效。都气丸即六味丸加柴、芍、五味子，师其法而不泥其方，加附子小量是引火归元，加怀牛膝是活血且能引血下行以补肾，加赭石镇其上逆之虚火上升血压偏高，重用生地黄以养其阴，桑椹、山萸肉、枸杞子、生山药是补其肝脾肾之气血，丹参、白芍、炙甘草活血增液以治其心悸。如此论治用药，是能与病机相符之要点大法也。只用都气丸原方，滋阴益肾有余，通瘀镇逆不足故也！

第十八节 经断复来

师承切要

师承切要者，师承张锡纯先生"经断复来"论治之精要，以及自己领悟与运用张先生之学说及临床的心得体会，力求切中要点。书中治女科方中之安冲汤、固冲汤、老妇血崩汤加味诸方论治，从整体出发，辨证论治，找出病因为气虚、阴虚、血热和血瘀。偏差为冲任不固，血失统摄，纠正偏差用衡通法组方，视其所偏，抓主证，用对证之方或对证之药一二味专攻其处，又加补药以为之佐使，是以邪去正气无伤损。书中之资生汤、十全育真汤、醴泉饮、既济汤、来复汤、升陷汤、理血汤诸方论，药物编中之山萸肉、人参、黄芪、当归、龙骨、牡蛎、穿山甲、三七解等及医论、医话编中皆有论及，读者宜细读之，博览群书，于无字句处读书，触类旁通，有是证用是方，有是证用是药，不可拘于病名，用于治疗西医学之绝经后出血。

《医学衷中参西录》书中原文

【附方】

《傅青主女科》，有治老妇血崩方，试之甚效。其方用生黄芪一两，当归一两（酒洗），桑叶十四片，三七末三钱（药汁送下）。水煎服，二剂血止，四剂不再发。若觉热者，用此方宜加生地两许。

李静讲记

治此证需明白此证气虚者用安老汤非止用于治气虚之意，血瘀型之用当归丸加减则非止于治血瘀之意。而当理解为气虚偏重之时，需重用益气之药不忘活血化瘀，阴虚之时需重用滋阴凉血、固冲止血之药不忘益气化瘀。血热型清热凉血、固冲止血之时亦当益气养阴通瘀，血瘀型活血祛瘀、消积化瘀之时不忘益气养阴。

用衡通法论衡量之，则其偏差当用药攻之即为抓主证，气虚者益气即可血止，如此论之，则可用衡通益气固冲汤；阴虚偏热者滋阴清热是为止血，则可用衡通固阴止血汤；血热证当清热凉血即可固冲止血，则可用衡通清经止血汤；血瘀证，化瘀纠偏瘀散方可止血。用对证之药一二味以攻病，佐以补药，组方是为随证施治。故止血又为要务，可用衡通止血汤。

辨病属功能性病变者，益其气、滋其阴、清其热、凉其血其血自止。有实质性病变者，必为有形之癥瘕积结，则又当用理冲汤、丸为大法，可用衡通理冲汤衡其冲、理其任，止血化瘀，攻补兼施，祛邪而不伤正。出血多者主用煅龙骨、牡蛎，气虚重者益其气、消其结、养其正则积自除，方中重用参芪即可。阴虚者，滋其阴、清其热、化其积，加用生地黄、阿胶。血热者加用知母、黄柏类可也。瘀血坚甚者，加用生水蛭、乳香、没药可也。

衡通益气固冲汤

人参12克，黄芪、阿胶各18克，山萸肉、龙眼肉、生山药各30克，生龙骨、生牡蛎各24克，水煎服。有瘀滞者合用衡通散每服6～10克，日2次。

衡通止血汤

当归、黄芪、桑叶、生地黄、白芍、生山药、山萸肉各 30 克，三七粉 10 克（药汁送服下）。热重加羚羊角 6～10 克，出血重加藏红花 10 克，水煎服。

衡通固阴止血汤

生地黄、玄参各 24 克，麦冬、阿胶、白芍各 18 克，生山药、山萸肉、怀牛膝、生赭石各 30 克，羚羊角丝 3 克，水煎服。

衡通清经止血汤

生地榆、白头翁、白芍、白茅根、怀牛膝、生赭石各 30 克，羚羊角丝 6 克，水煎服。

第四章　带下病

　　师承切要者，师承张锡纯先生"带下病"论治之精要，以及自己领悟与运用张先生之学说及临床的心得体会，力求切中要点。书中治女科方中之清带汤、活络效灵丹诸方论治，从整体出发，辨证论治，找出病因有脾阳虚、肾阳虚、阴虚夹湿、湿热下注、湿毒蕴结，偏差为任脉损伤，带脉失约，脏腑气血功能失调，纠正偏差用衡通法组方，视其所偏，抓主证，用对证之方或对证之药一二味专攻其处，又加补药以为之佐使，是以邪去正气无伤损。书中之内托生肌散、升陷汤、理血汤诸方论，药物编中之当归、乳香、没药、鸦胆子、山药、赭石、龙骨、牡蛎、茜草、海螵蛸、鹿角霜、白术解等论及医论、医话编中皆有论及，读者宜细读之，博览群书，于无字句处读书，触类旁通，有是证用是方，有是证用是药，不可拘于病名，用于治疗西医学之阴道炎、宫颈炎、盆腔炎及肿瘤等病。

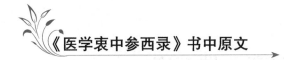

清带汤

治妇女赤白带下。

生山药一两，生龙骨六钱（捣细），生牡蛎六钱（捣细），海螵蛸四钱（去净甲捣），茜草三钱。单赤带，加白芍、苦参各二钱；单白带，加鹿角霜、白术各三钱。

带下为冲任之证。而名谓带者，盖以奇经带脉，原主合同束诸脉，冲任有滑脱之疾，责在带脉不能约束，故名为带也。然其病非仅滑脱也，若滞下然，滑脱之中，实兼有瘀滞。其所瘀滞者，不外气血，而实有因寒因热之不同。此方用龙骨、牡蛎以固脱，用茜草、海螵蛸以化滞，更用生山药以滋真阴固元气。至临证时，遇有因寒者，加温热之药，因热者，加寒凉之药，此方中意也。而愚拟此方，则又别有会心也。尝考《神农本草经》龙骨善开癥瘕，牡蛎善消癥瘕，是二药为收涩之品，而兼具开通之力也。乌贼鱼骨即海螵蛸，蒫茹即茜草，是二药为开通之品，而实具收涩之力也。四药汇集成方，其能开通者，兼能收涩，能收涩者，兼能开通，相助为理，相得益彰。

李静讲记

张锡纯先生清带汤论治是为变法。我悟出现代人气血瘀滞兼夹诸证为多，师承张先生活络效灵丹之意，于久治反复不愈之带下病多效，是为变通治法。用衡通法论衡量之，带下一证即为体内出现偏差，找出病因即找出偏差，祛除病因即纠正偏差。偏差既为气血瘀滞兼有所偏，用衡通汤疏通气血为大法，找出其所偏，用对证之药一二味以攻病，则偏于脾阳虚者用衡通益气归脾汤；偏于肾阳虚者用衡通固肾汤；偏于阴虚夹湿者用衡通滋阴止带汤；湿热下注偏重者用衡通湿毒汤；肝经湿热下注者，用衡通清肝消风汤；湿毒蕴结型用衡通化瘀散毒汤。

衡通益气归脾汤

人参 12 克，黄芪 18 克，山萸肉、生山药、龙眼肉各 30 克，白术 10 克，生龙骨、生牡蛎各 24 克，水煎服。衡通散每服 6 ～ 10 克，日 2 次。

衡通固肾汤

人参、黑附子各 12 克，黄芪 18 克，山萸肉、生山药、熟地黄各 30 克，五味子、菟丝子各 10 克，阿胶、白芍各 18 克，水煎服。衡通散每服 6 ～ 10 克，日 2 次。

衡通滋阴止带汤

生地黄、玄参各 24 克，麦冬、阿胶、白芍各 18 克，黄连、羚羊角丝各 3 克，生山药、山萸肉、生龙骨、生牡蛎、生赭石各 30 克，水煎服。

衡通湿毒汤

当归、川芎、桃仁、红花、赤芍、柴胡、川牛膝、枳壳、桔梗、炙甘草、生地黄、炮山甲、三七粉（药汁送服下）各 10 克，滑石、土茯苓、白花蛇舌草各 30 克，虎杖、贯仲各 20 克，水煎服。

衡通清肝消风汤

当归、川芎、桃仁、红花、赤芍、柴胡、川牛膝、枳壳、桔梗、炙甘草、生地黄、炮山甲、三七粉（药汁送服下）各 10 克，滑石 30 克，土茯苓 30 克，白茅根 30 克，羚羊角丝 6 克，大黄 6 克，连翘 18 克，水煎服。

衡通化瘀散毒汤

当归、川芎、桃仁、红花、赤芍、柴胡、川牛膝、枳壳、桔梗、炙甘草、生地黄、炮山甲、三七粉（药汁送服下）、乳香、没药各10克，皂角刺12克，大黄6克，天花粉18克，水煎服。

释疑解难

案例辨析一：

唐姓女，50岁，白带多十余年，西医辨病为宫颈炎、宫颈肥大，屡医不效，且伴腰痛、双腿痛，视其舌暗淡，舌尖边有暗瘀斑，苔薄白滑，脉弦细涩。辨证属气血瘀滞，风寒瘀结，治以温通散结之法，方用衡通益气温通汤疏通气血化瘀散结，方用：

当归、川芎、桃仁、红花、赤芍、柴胡、川牛膝、枳壳、桔梗、炙甘草、生地黄、炮山甲、三七粉（药汁送服下）各10克，人参、黄芪各12克，山萸肉、生山药各30克，桂枝10克，黑附片10克，生姜、皂角刺各12克，7剂，水煎服。

复诊诉诸症大减，白带仍有，上方加乳香、没药各10克，又服7剂，白带即减，上方加减服至一月，白带止。视其舌暗紫转淡，是为瘀结得散，嘱服衡通散一月以巩固之。

案例辨析二：

宋姓女，25岁，以腹痛、腰痛、白带多求诊。视其舌淡紫，舌尖有大面积细小红斑点，舌边有齿痕，苔薄白，脉弦略数。辨证属肝郁脾虚肾气不足，偏阴虚夹瘀热。治以衡通滋阴清热散结止痛汤：

生地黄、枸杞子、桑寄生、白茅根、白芍、炙甘草、生山药、白头翁各30克，乳香、没药各10克，7剂，水煎服。

复诊，诸症减，仍服上方一周，病愈。嘱服理阴散以巩固之。

学生曾泽林： 现代女性病此证，每用西药，谓之见效快，故求诊于中医者每多有兼夹诸证，老师的论治要点是什么呢？

李静： 一般的白带病多已为西药所治，故中医临证所治者皆为气血瘀滞兼夹诸证。因此，辨证论治就显得极为重要。临证需症状与四诊结合，用西医辨病、中医辨证，有是证用是药方可，不可为炎症病名所拘而一概运用清热解毒类药，即临证时需多问一个为什么。现代人屡用抗生素的结果是气血瘀滞，为何？血得凉则凝，得温则行是也。长期服用抗生素与服用苦寒类中药是同样道理。而现代中医明白服用苦寒药于胃不利，明白抗生素更是于胃、肝肾诸脏腑不利，明白不利于脏腑的结果是气血瘀滞。因此，明白此理，当明白于服用抗生素与苦寒类中药时需佐以通瘀之药为要！此即南方人服凉茶下火而火不得下反而上火之因，如能明白金元四大家之清火派大家刘河间每用清火之药时往往佐以通行之品，令苦寒药走而不守之理方可。

固然，中药之苦寒类较之抗生素伤人为轻，然同样也可将气血冰遏之。反论之，多用维生素也可令气血瘀滞而上火，屡用保健品同样可上火，火蕴久则同样可令气血瘀滞！

血得寒则凝，血热而燥同样可令血脉通行不畅。此从临证往往可见四肢冰凉而内蕴湿热者可证之。为何？血中湿热蕴藏久之，同样可耗竭血中津液，津液燥而结致气血瘀滞是也！

人皆知四肢厥逆属寒凝血脉，而用四逆汤类治之，不知热遏于血脉同样可令血脉运行不畅。寒凝血脉属痹，热遏血脉也可令其痹也！

因此，需要指出：滥用维生素与保健品是隔靴搔痒，于病无补；滥用抗生素是耗损气血，于体无益；滥用激素药是揠苗助长，得不偿失；动辄手术是滥砍滥伐，耗损脏器；滥用化疗药是饮鸩止渴，同归于尽。

妇女阴道内不时有白色如米泔样或透明样黏液流出，量多如崩状不止者称白崩，以老年或中年妇女多见，相当于西医的阴道炎或输卵管癌症、子宫内膜腺癌等病，此即相当于中医之有形之结且为结之重者。病若至此，身体虚弱是必然的，再用抗生素与苦寒药治之，无疑是雪上加霜也！

杂色带：妇女阴道内流出黏腻秽臭之杂色分泌物，其色有青、黄、赤、白、黑混杂而下，称为"杂色带"，多见于生殖器晚期肿瘤，如阴道癌、宫颈癌、宫体癌及输卵管癌等。本病预后极差，关键在于早期诊断和早期治疗。更年期是肿瘤好发时期，本病亦以更年期妇女较多见。

赤带：在非行经期，阴道内流出赤色或赤白相间的黏液，称为赤带或赤白带，以育龄期妇女多见，也可见于青春期妇女。如更年期妇女见此情况要警惕肿瘤的可能。赤带和赤白带可见于西医的排卵期出血、子宫颈出血、宫颈息肉出血、放环后出血、生殖道肿瘤出血等疾病中。

第五章　妊娠病

第一节　妊娠恶阻

师承切要者，师承张锡纯先生"妊娠恶阻"论治之精要，以及自己领悟与运用张先生之学说及临床的心得体会，力求切中要点。书中论治呕吐方中之镇逆汤、薯蓣半夏粥，从整体出发，辨证论治，找出病因有胃虚、肝热、痰滞等。偏差为冲气上逆，胃失和降。纠正偏差，抓主证，用衡通法组方，视其所偏，用对证之药一二味专攻其处，又加补药以为之佐使，是以邪去正气无伤损。药物编中之黄连、黄芩、竹茹、山药、茯苓、赭石、半夏解等及医论、医话编中皆有论及，读者宜细读之，博览群书，于无字句处读书，触类旁通，有是证用是方，有是证用是药，用于治疗西医学之妊娠剧吐。

《医学衷中参西录》书中原文

竹茹解

竹茹：味淡，性微凉。善开胃郁，降胃中上逆之气使之下行（胃气息息下行为顺），故能治呕吐、止吐血、衄血（皆降胃之功）。《金匮》治妇人乳中虚、烦乱呕逆，有竹皮大丸，竹皮即竹茹也。为其为竹之皮，且凉而能降，故又能清肺利痰，宣通三焦水道下通膀胱，为通利小便之要药，与叶同功而其力尤胜于叶。又善清肠中之热，除下痢后重腹疼。为其凉而宣通，损伤瘀血肿疼者，服之可消肿愈疼，融化瘀血。醋煮口漱，可止齿龈出血。须用嫩竹外边青皮，里层者力减。

李静讲记

现代女性患此证，一般于开始皆不予理会，且有怀孕不可服药之观念，故非病至严重不能进食不思求诊。其不知人是一个整体，出现偏差，即为体内失衡了，找出病因纠而正之，当以早治为要。

因冲气上逆，胃失和降，严重呕吐可导致阴液亏损，精气耗散，出现精神萎靡，形体消瘦，眼眶下陷，双目无神，四肢无力，严重者出现呕吐带血样物，发热口渴，尿少便秘，唇舌干燥，舌红、苔薄黄或光剥，脉细滑数无力等气阴两亏的严重证候（查尿酮体常呈强阳性反应）。奈何民众意识如此，大多认为是正常妊娠反应，每用拖的办法，试图过了妊娠反应期即可，岂不知人体阴液亏损，精气耗散，胃气受制，体质会更差，对孕妇与胎儿均为不利。故临证遇此类病证，每需向患者讲明利害，讲明体内出现偏差即是病因，纠正偏差祛除病因岂不是对孕妇与胎儿皆有利？

舌淡、苔白、脉缓滑无力为胃气虚，治以健胃和中，降逆止呕，方用香砂六君子汤随证加减愈之易也。舌红、苔黄燥、脉弦滑数为肝热，治以清肝和胃，降逆止呕，方用加味温胆汤随证加减愈之不难。舌淡胖、苔白腻、脉滑为痰滞，治以化痰除湿，降逆止呕，方用青竹茹汤随证加减，注意顾护其阴液与胃气方可。

而对于重证者，比如张先生书中验案，治用赭石且重用之方愈之证时，则需详辨其证，虽有"有故无殒"之说，亦须谨慎对待，不可孟浪用药。现代与张先生时代不同，每需思张先生立于不败之地之说，剑胆琴心方可万无一失，不致遭谤也。

释疑解难

案例辨析一：

《医学衷中参西录》书中验案

奉天王姓妇，受妊恶阻呕吐，半月勺水不存，无论何药下咽即吐出，势极危险。爰用自制半夏二两（自制者中无矾味善止呕吐）、生赭石细末半斤、生怀山药两半，共煎汤八百瓦药瓶一瓶（约二十两强），或凉饮温饮，随病患所欲，徐徐饮下，二日尽剂而愈。夫半夏、赭石皆为妊妇禁药，而愚如此放胆用之毫无顾忌者，即《内经》所谓"有故无殒亦无殒也"。然此中仍另有妙理，详参赭镇气汤下，可参观。

案例辨析二：

《医学衷中参西录》书中验案

周姓妇，年三十许，连连呕吐，五六日间，勺水不存，大便亦不通行，自觉下脘之处疼而且结，凡药之有味者入口即吐，其无味者须臾亦复吐出，医者辞不治。后愚诊视其脉有滑象，上盛下虚，疑其有妊，询之月信不见者五十日矣，然结证不开，危在目前，《内经》谓"有故无殒亦无殒也"。遂单用赭石二两，煎汤饮下，觉药至结处不能下行，复返而吐出。继用赭石四两，又重罗出细末两许，将余三两煎汤，调细末服下，其结遂开，大便亦通，自此安然无恙，至期方产。

或问：赭石，《名医别录》谓其坠胎，今治妊妇竟用赭石如此之多，即幸而奏效，岂非行险之道乎？

答曰：愚生平治病，必熟筹其完全而后为疏方，初不敢为孤注之一掷也。赭石质重，其镇坠之力原能下有形滞物，若胎至六七个月时，服之或有妨碍，至受妊之初，因恶阻而成结证，此时其胞室之中不过血液凝结，赭石毫无破血之弊，且有治赤沃与下血不止之效，重用之亦何妨乎？况此证五六日间，勺饮不能下行，其气机之上逆，气化之壅滞，已至极点，以赭石以降逆开壅，不过调脏腑之气化使之适得其平，又何至有他虞乎？

案例辨析三：

杨姓女，26岁，始以婚后年余未孕求治。视其舌淡紫，舌尖有红紫斑，苔薄白腻，脉弦，辨证属气血瘀滞夹湿热。治以衡通理阴散嘱服一月，然服至二十余天，来诊诉全身不适，诊其脉偏数，疑其有孕，验之果然。嘱其仍将前药服完再来诊视。又过十余天即来诊，诉认为怀孕，药散又难服，故未服。现妊娠反应特重，视其舌质舌苔依然，仍属气血瘀滞湿热，本该仍服上方，然顾及怀孕，师其意而变通其方，改用滋阴清燥汤加味治之：

滑石（布包煎）、生山药、白茅根、桑寄生、土茯苓各30克，生白芍18克，生鸡内金、炙甘草各12克，羚羊角丝6克，此方服3剂即效，去羚羊角又服3剂，病愈。

临证于此证颇多，轻者多不以为意，每重至饮食受限时方求治。临证每需遵胎前宜凉之说，然不可拘泥，视其所偏，纠而正之方可，实亦有是证用是法、有是证用是方之意也。

第二节　妊娠腹痛

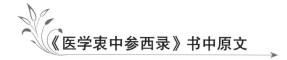

师承切要

　　师承切要者，师承张锡纯先生"妊娠腹痛"论治之精要，以及自己领悟与运用张先生之学说及临床的心得体会，力求切中要点。书中之升降汤、升陷汤、培脾舒肝汤等诸方论治，从整体出发，辨证论治，找出病因有血虚、虚寒、气郁等。偏差是胞脉阻滞、气血运行不畅。不通则痛为实，不荣而痛为虚。纠正偏差，抓主证，治法用衡通法组方，视其所偏，用对证之方或对证之药一二味专攻其处，又加补药以为之佐使，是以邪去正气无伤损。书中之资生汤、十全育真汤、醴泉饮、既济汤、来复汤、升陷汤、理血汤诸方论，药物编中之当归、白芍、阿胶、地黄、黄芩、三七解等及医论、医话编中皆有论及，读者宜细读之，博览群书，于无字句处读书，触类旁通，有是证用是方，有是证用是药，不可拘于病名，用于治疗西医学之妊娠腹痛。

《医学衷中参西录》书中原文

芍药解

　　芍药：味苦微酸，性凉多液（单煮之其汁甚浓）。善滋阴养血，退热除烦，能收敛上焦浮越之热下行自小便泻出，为阴虚有热小便不利者之要药。为其味酸，故能入肝以生肝血；为其味苦，故能入胆而益胆汁；为其味酸而兼苦，且又性凉，又善泻肝胆之热，以除痢疾后重（痢后重者，皆因肝胆之火下迫），疗目疾肿疼（肝开窍于目）。与当归、地黄同用，则生新血；与桃仁、红花同用，则消瘀血；与甘草同用则调和气血，善治腹疼；与竹茹同用，则善止吐衄；与附子同用，则翕收元阳下归宅窟。唯力近和缓，必重用之始能建功。

李静讲记

本病辨证主要根据腹痛的性质和程度，结合兼症及舌脉特点辨其虚实。治法以调理气血为主，使胞脉气血畅通，则其痛自止。

临证抓主证，用对证之方或对证之药，随证施治。血虚型用当归芍药散，虚寒型用胶艾汤，肝郁型用逍遥散加味是为常法。然须明白胎前宜凉之训，对血虚型之证不可过用温补，虚寒证不可过用温通，肝郁证不可过用温散。舌淡属血虚，苔白润滑属虚寒，舌红苔薄属肝郁气滞偏热，且以此类为多，而且阴虚夹热郁火之证为多，舌红紫、舌尖有红紫斑点，苔薄者，治需养血滋阴疏肝清热方可，每用衡通理阴汤加减。

衡通理阴汤

生山药、桑叶、桑椹、白茅根、生地黄、玄参、天冬、麦冬、枸杞子、北沙参、白芍、山萸肉各30克，炙甘草12克，水煎服。辨证有气血瘀滞者加用衡通散，每日2次，每服10克。

释疑解难

案例辨析：

杨姓女，26岁，始以婚后年余未孕求治。视其舌淡紫，舌尖有红紫斑，苔薄白腻，脉弦，辨证属气血瘀滞夹湿热。治以衡通理阴散嘱服一月，然服至二十余天，来诊诉全身不适，诊其脉偏数，疑其有孕，验之果然。嘱其仍将前药服完再来诊视。又过十余天即来诊，诉认为怀孕，药散又难服，故未服，现妊娠反应特重，视其舌质舌苔依然，仍属气血瘀滞湿热，本该仍服上方，然顾及怀孕，师其意而变通其方，改用滋阴清燥汤加味治之，服药三剂即效，六剂病愈。

然其体内气血瘀滞未除，故十余日后又来诊，主诉小腹疼痛，告知其若多服衡通散何至若斯之多病证矣。处以衡通止痛汤加减，减乳香、没药、炮山甲、三七，加桑寄生、白茅根。方用：

当归、川芎、桃仁、红花、赤芍、柴胡、川牛膝、枳壳、桔梗各10克，生地黄、生白芍、炙甘草、山萸肉、桑寄生各30克，3剂，水煎服。

服3剂，痛止，后数日又作，又服3剂，痛又止。

学生曾泽林：怀孕腹痛用药要点是什么？此证用活血药是否有碍？

李静：临证于此证颇多，轻者多不以为意，每重至痛不能忍方始求治。临证视其所偏，纠而正之可也，实亦有是证用是法，有是证用是方之意也。

痛则不通，不通则痛。既有瘀滞，通之何妨？若无瘀滞，通之无益是也。仲景之当归芍药散即为治此证之方，而此证曾以不孕来求诊，辨其为气血瘀滞偏有湿热，通其瘀滞之气血，清其热，祛其湿，很快即孕。然瘀滞未消，故先有妊娠呕吐，治之得愈。不久又复痛，仍属气血瘀滞湿热未清，仍服此方病仍可愈即是此理，实亦有故无殒亦无殒之意也！

第三节　异位妊娠

师承切要

师承切要者，师承张锡纯先生"异位妊娠"论治之精要，以及自己领悟与运用张先生之学说及临床的心得体会，力求切中要点。书中治女科方中之活络效灵丹、温冲汤、温通汤等诸方论治，从整体出发，辨证论治，找出病因为少腹宿有瘀滞、冲任不畅或先天肾气不足等。偏差为由于孕卵未能移行胞宫，在输卵管内发育，以致胀破脉络，阴血内溢于少腹。纠正偏差，抓主证，主证为血瘀、血虚、厥脱等一系列证候。治法用衡通法组方，视其所偏，用对证之方活络效灵丹或对证之药一二味专攻其处，是为抓主证，又加补药以为之佐使，是以邪去正气无伤损。书中之既济汤、来复汤、升陷汤、理血汤诸方论，药物编中之当归、乳香、没药、大黄、鸡内金、三棱、莪术、穿山甲、三七解等及医论、医话编中皆有论及，读者宜细读之，博览群书，于无字句处读书，触类旁通，有是证用是方，有是证用是药，不可拘于病名，用于治疗西医学之异位妊娠。

李静讲记

宫外孕辨证主要是少腹血瘀之实证，治疗始终以活血化瘀为主。此证中医妇科学论之甚详且备，现代中医多因条件所限，于此证每主用西医法治疗，病家亦属如此，然理不可不明。西医术后用中医法找出偏差纠而正之还是有必要的，此亦为中西医结合之长处也。

释疑解难

西医对于此证，救治及时得宜，当为可愈之病，此亦西医之长处。而且西医可令病家签字，中医则无此能力，故以能看出，辨出其为此证为要！

学生曾泽林：《妊娠用药禁忌歌》束缚了人的手脚，看中医书有许多照样用的，是否可以理解为"有故无殒亦无殒"？

李静：对！有是证用是法，有是证用是方、药即是此理。辨证准、用药确才行。

第四节　胎　漏

师承切要

师承切要者，师承张锡纯先生"胎漏"论治之精要，以及自己领悟与运用张先生之学说及临床的心得体会，力求切中要点。书中治女科方中之寿胎丸方论，从整体出发，辨证论治，找出病因有肾虚、气虚、血热等。偏差为冲任不固，不能摄血养胎。纠正偏差用衡通法组方，视其所偏，抓主证，用对证之寿胎丸方是为抓主证，又加纠偏之药以为之佐使，是以病去正气无伤损。书中之既济汤、来复汤、升陷汤诸方论，药物编中之菟丝子、桑寄生、川续断、阿胶、人参、黄芪、三七、茜草、海螵蛸解等及医论、医话编中皆有论及，读者宜细读之。博览群书，于无字句处读书，触类旁通，有是证用是方，有是证用是药，不可拘于病名，用于治疗西医学之先兆流产、前置胎盘症。

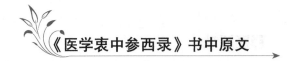

寿胎丸

治滑胎。

菟丝子四两（炒炖），桑寄生二两，川续断二两，真阿胶二两。

上药将前三味轧细，水化阿胶和为丸一分重（干足一分）。每服二十丸，开水送下，日再服。气虚者加人参二两，大气陷者加生黄芪三两，食少者加炒白术二两，凉者加炒补骨脂二两，热者加生地二两。胎在母腹，若果善吸其母之气化，自无下坠之虞。且男女生育，皆赖肾脏作强。菟丝大能补肾，肾旺自能荫胎也。寄生能养血、强筋骨，大能使胎气强壮，故《神农本草经》载其能安胎。续断亦补肾之药。阿胶系驴皮所熬，最善伏藏血脉，滋阴补肾，故《神农本草经》亦载其能安胎也。至若气虚者，加人参以补气。大气陷者，加黄芪以升补大气。饮食减少者，加白术以健补脾胃。凉者，加补骨脂以助肾中之阳（补骨脂善保胎修园曾详论之）。热者，加生地黄以滋肾中之阴。临时斟酌适宜，用之无不效者。

李静讲记

于无字句处读书，此证论治，用张先生之寿胎丸，师其方后论治，随证加减即可。

然现代人病多至症状明显方来求医，惶恐不已时，再用丸则缓，尤其病有所偏者，再行配制，不如径用汤剂可也。

临证要点

一病有一病之主方，则胎漏之主方当为寿胎丸。菟丝子、桑寄生、川续断、真阿胶，一方有一方之主药，则菟丝子大补肾气是为主药。寄生能养血、强筋骨，能使胎气强壮，续断亦补肾之药。阿胶滋阴补肾，皆为安胎之要药。至于气虚加人参，气陷加黄芪，食少脾虚加白术，虚寒加炒补骨脂，偏热加生地黄，随证施治可也。张先生不主张安胎用黄芩，细读寿胎丸方后论述即知，意为找出偏差，纠正偏差令其衡为要点。

释疑解难

学生李洪波：胎漏为中医病名，与西医之先兆流产相类似。医者如能采用中西医结合之法，用西医辨病可确诊，结合有关检查，确属胎堕难留者，切不可再行安胎，宜以去胎益母为要。本病若发生在妊娠中、晚期，则类似于西医学的前置胎盘，诊疗中应予以高度重视。故中西医结合无疑是对病人有利，而问题在于如何能灵活运用好中西结合，老师的论点是什么呢？

李静：胎漏需辨其是顺证还是逆证，脉证相符者为顺证，可用安胎法者为顺证。脉证不符者为逆证，安胎法不可用者属逆证。结合西医学辨病，与此同时，与中医辨证结合起来，做出正确的判断极其重要。

《医学衷中参西录》书中验案

黄芪升补之力，尤善治流产、崩带。西傅家庄王某妻，初次受妊，五月，滑下二次，受妊至六七月时，觉下坠见血。求为治疗，急投以生黄芪、生地黄各二两，白术、净萸肉、龙骨、牡蛎各一两，煎汤一大碗顿服之，胎气遂安，又将药减半，再服一剂以善其后。至期举一男，强壮无恙。

第五节　胎动不安

师承切要

　　师承切要者，师承张锡纯先生"胎动不安"论治之精要，以及领悟与运用张先生之学说及临床的心得体会，力求切中要点。书中治女科方中之寿胎丸方论，从整体出发，辨证论治，找出病因有肾虚、气虚、血虚、血热、外伤和癥瘕伤胎等。偏差是冲任气血失调，胎元不固。纠正偏差用衡通法组方，视其所偏，抓主证，用对证之方寿胎丸，又加纠偏之药以为之佐使，是以病去正气无伤损。书中之既济汤、来复汤、升陷汤诸方论，药物编中之菟丝子、桑寄生、续断、人参、白术、阿胶、黄芪解等及医论、医话编中皆有论及，读者宜细读之，博览群书，于无字句处读书，触类旁通，有是证用是方，有是证用是药，不可拘于病名，用于治疗西医学之先兆流产、先兆早产。

《医学衷中参西录》书中原文

寿胎丸方论

　　张锡纯先生寿胎丸方论曰："流产为妇人恒有之病，而方书所载保胎之方，未有用之必效者。诚以保胎所用之药，当注重于胎，以变化胎之性情气质，使之善吸其母之气化以自养，自无流产之虞。若但补助妊妇，使其气血壮旺固摄，以为母强自能荫子，此又非熟筹完全也。是以愚临证考验以来，见有屡次流产者，其人恒身体强壮，分毫无病；而身体软弱者，恐生育多则身体愈弱，欲其流产，而偏不流产。于以知：或流产，或不流产，不尽关于妊妇身体之强弱，实兼视所受之胎善吸取其母之气化否也。由斯而论，愚于千百味药中，得一最善治流产之药，乃菟丝子是也。

李静讲记

张锡纯先生寿胎丸方论可为治胎动不安之准绳！体虚者孕后辨证施治服此方可保无虞。

诸型皆可用此方，唯外伤型与癥瘕伤胎型需辨证施治，外伤之轻者，用加味圣愈汤可，重者需合用寿胎丸法改汤治之。癥瘕伤胎型属瘀血阻滞，需用寿胎丸法合用桂枝茯苓丸，祛瘀消癥，固冲安胎。

第六节　滑　胎

师承切要

师承切要者，师承张锡纯先生"滑胎"论治之精要，以及自己领悟与运用张先生之学说及临床的心得体会，力求切中要点。书中治女科方中之寿胎丸方论，从整体出发，辨证论治，找出病因是肾气亏损和气血两虚等。偏差为冲任损伤，胎元不固，或胚胎缺陷，不能成形。纠正偏差，抓主证，临证用衡通法组方，视其所偏，师其用寿胎丸是为抓主证，又加纠偏之药以为之佐使，是以病去正气无伤损。书中之既济汤、来复汤、升陷汤诸方论，师其用对证之药一二味专攻其处，是为抓主证，又加补药以为之佐使，药物编中之山萸肉、地黄、白术、当归、人参、黄芪解等及医论、医话编中皆有论及，读者宜细读之，博览群书，于无字句处读书，触类旁通，有是证用是方，有是证用是药，不可拘于病名，用于治疗西医学之习惯性流产。

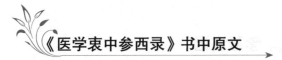

《医学衷中参西录》书中原文

寿胎丸方论

寿胎丸，重用菟丝子为主药，而以续断、寄生、阿胶诸药辅之，凡受妊之妇，于两月之后徐服一料，必无流产之弊。此乃于最易流产者屡次用之皆效。至陈修园谓宜用大补大温之剂，使子宫常得暖气，则胎自日长而有成，彼盖因其夫人服白术、黄芩连坠胎五次，后服四物汤加鹿角胶、补骨脂、续断而胎安，遂疑凉药能坠胎，笃信热药能安胎。不知黄芩之所以能坠胎者，非以其凉也。《神农本草经》谓黄芩下血闭，岂有善下血闭之药而能保胎者乎？盖汉、唐以前，名医用药皆谨遵《神农本草经》，所以可为经方，用其方者鲜有流弊。迨至宋、元以还，诸家恒师心自智，其用药或至显背《神农本草经》。是以医如丹溪，犹粗忽如此，竟用黄芩为保胎之药，俾用其方者不唯无益，而反有所损，此所以为近代之名医也。所可异者，修园固笃信《神农本草经》者也，何于用白术、黄芩之坠胎，不知黄芩之能开血闭，而但谓其性凉不利于胎乎？究之胎得其养，全在温度适宜，过凉之药，固不可以保胎，即药过于热，亦非所以保胎也。唯修园生平用药喜热恶凉，是以立论稍有所偏耳。

李静讲记

张锡纯先生论寿胎丸论曰："此方乃思患预防之法，非救急之法。

若胎气已动，或至下血者，又另有急救之方。曾治一少妇，其初次有娠，五六月而坠。后又有娠，六七月间，忽胎动下血，急投以生黄芪、生地黄各二两，白术、山萸肉（去净核）、龙骨（捣）、牡蛎（捣）各一两，煎汤一大碗，顿服之，胎气遂安。将药减半，又服一剂。后举一男，强壮无恙"。

释疑解难

案例辨析：

陈姓女，年40岁，怀孕7周，子宫少量出血，晚上出血量则稍多，小腹隐痛10天。B超显示胎芽尚在发育，然胎心不活动，有多个子宫小肌瘤。曾有过两次怀孕，均在两个月内流产。舌紫淡嫩，苔白薄，舌尖紫，舌中有数条裂纹较深，脉沉濡。体形偏胖，曾服过大量黄芪类保胎药仍然呈现在状态。辨其证属阴虚内燥气血瘀滞积结，治当通瘀补益并用方可。方用藏红花6克，黄芪、当归、白芍、桑叶、山萸肉、生山药、生地黄各30克，三七粉10克（药汁送服下），炙甘草10克，水煎服3剂。后未来复诊，结果不得而知。

第七节　胎死不下

师承切要

师承切要者，师承张锡纯先生"胎死不下"论治之精要，以及自己领悟与运用张先生之学说及临床的心得体会，力求切中要点。书中之活络效灵丹、温通汤诸方论治，从整体出发，辨证论治，找出病因为气血虚弱、瘀血阻滞、湿阻气机。偏差为两方面，虚者气血虚弱，无力运胎外出，实者瘀血、湿浊阻滞，碍胎排出。纠正偏差，抓主证，主证为

"胎死不下"，应及时处理。临证用衡通法组方，视其所偏，用对证之方活络效灵丹或对证之药一二味专攻其处，又加补药以为之佐使，是以邪去正气无伤损。书中之十全育真汤、既济汤、来复汤、升陷汤、理血汤诸方论，药物编中之当归、赭石、鸡内金、三棱、莪术、穿山甲、三七解等及医论、医话编中皆有论及，读者宜细读之，博览群书，于无字句处读书。触类旁通，有是证用是方，有是证用是药，不可拘于病名，用于治疗西医学之过期流产及妊娠中晚期的死胎。

《医学衷中参西录》书中原文

赭石解

愚生平治病，必熟筹其完全而后为疏方，初不敢为孤注之一掷也。赭石质重，其镇坠之力原能下有形滞物，若胎至六七个月时，服之或有妨碍，至受妊之初，因恶阻而成结证，此时其胞室之中不过血液凝结，赭石毫无破血之弊，且有治赤沃与下血不止之效，重用之亦何妨乎？况此证五六日间，勺饮不能下行，其气机之上逆，气化之壅滞，已至极点，以赭石以降逆开壅，不过调脏腑之气化使之适得其平，又何至有他虞乎？

释疑解难

案例辨析：

曾治一王姓女，年36岁，安徽人，夫妇在深圳务工。王姓女体质极差，面黄肌瘦，食少纳呆，困倦乏力，常以此病来诊。并述产有一子已十多岁，每流露想再生育一胎之念。告知其体质太差，若想再生育非认真调治，气血充足，冲任脉盛方能孕育。其述自己身体不好，故上班时少，全仗丈夫务工维持生计，故经济拮据，服药治疗条件难以具备。

2005年夏秋之季，突来诉说近十余天来突增白带且有异常臭味，询问其月经，诉已过期近月未至。视其舌仍淡苔薄白，脉弦数。疑其孕，嘱速做妊娠阳性检验与B超检测，很快结果得出，胎死腹中，故有分泌物恶臭异味也。后至妇产科做清宫术，术后用抗生素抗感染，予服生化汤加益气之药以善后。

学生江植成：此证为我所亲见，用西医法清宫，术后常规抗感染，结合中医之益气活血法，是为中西医结合，然而老师是如何从其自述白带有异味诊知其可能怀孕的呢？

李静：张锡纯先生曰："历观以上诸治验案，赭石诚为救颠扶危之大药也。乃如此良药，今人罕用，间有用者，不过二三钱，药不胜病，用与不用同也。且愚放胆用至数两者，非鲁莽也。诚以临证既久，凡药之性情能力及宜轻宜重之际，研究数十年，心中皆有定见，而后敢如此放胆，百用不至一失。且赭石所以能镇逆气，能下有形瘀滞者，以其饶有重坠之力，于气分实分毫无损。况气虚者又佐以人参，尤为万全之策也。参、赭并用，不但能纳气归原也，设于逆气上干，填塞胸臆，或兼呕吐，其证之上盛下虚者，皆可参、赭并用以治之。"

此例与我同为安徽人，屡来就诊，叙为同乡，知其有怀孕意向。现以白带多有异味就诊，然知其体质虽差，但月经尚可，且又在生殖期。其以前就诊多次并无白带多之证，而且其脉象一直无力，本属极虚之身体，今突然变为弦数之脉，故疑其有妊。多年临证经验，脉弦数者，多为妊娠之初之脉象，每需询问其经期，如果过期经未至，当嘱其做妊娠检验，此即西医学之长处，如果只凭中医四诊结合，很难做出准确的诊断。像书中所说诊脉断孕虽大有道理，但毕竟没有现代科学检测结果直观可信，故此证结合现代科学检测，西医辨病就显得极其可信。后让其做清宫术，并向其讲体质太差是导致此病发生的道理，胎死腹中故其分泌物有异常臭味，而其于医学常识知之太少，故仍以白带有异味而来就诊，如果不借助西医检测辨病，只用中医辨证，治其白带则误也。此即我历来主张中西结合，西医辨病、中医辨证之理，中西医结合是对病人有利，对医学有利，何乐而不为之？

第八节　胎萎不长

师承切要

师承切要者，师承张锡纯先生"胎萎不长"论治之精要，以及自己领悟与运用张先生之学说及临床的心得体会，力求切中要点。书中治女科方中之寿胎丸、十全育真汤诸方论治，从整体出发，辨证论治，找出病因为肾气亏损、气血虚弱、阴虚血热。偏差为胞脏虚损，胎养不足，而生长迟缓。纠正偏差，抓主证，用寿胎丸法，视其所偏，用对证之方或对证之药专攻其处，又加补药以为之佐使，是以病去正气无伤损。书中之资生汤、醴泉饮、既济汤、来复汤、升陷汤诸方论，药物编中之当归、黄芪、山萸肉等及医论、医话编中皆有论及，读者宜细读之，博览群书，于无字句处读书，触类旁通，有是证用是方，有是证用是药，不可拘于病名，用于治疗西医学之胎儿宫内生长迟缓。

《医学衷中参西录》书中原文

十全育真汤方论

世俗医者，遇脉数之证，大抵责之阴虚血涸。不知元气虚极莫支者，其脉可至极数。设有人或力作，或奔驰，至气力不能支持之时，其脉必数。乃以力倦之不能支持，以仿气虚之不能支持，其事不同而其理同也。愚临证细心体验，凡治虚劳之证，固不敢纯用补药，然理气药多于补气药，则脉即加数，补气药多于理气药，则脉即渐缓。是知脉之数与不数，固视乎血分之盈亏，实尤兼视乎气分之强弱。故此十全育真汤中，台参、黄芪各四钱，而三棱、莪术各钱半，补气之药原数倍于理气之药。若遇气分虚甚者，犹必以鸡内金易三棱、莪术也。

李静讲记

临证所见往往肾气虚与血虚偏热者有之，肾气虚与血虚偏热导致气血瘀滞者有之。此类病证，则需用张先生之十全育真汤方论。

释疑解难

案例辨析：

学生李洪波之外甥女，年30岁，2007年国庆节之际，从汉中来深圳求治。主诉婚后6年，曾孕一次流产，后即患卵巢囊肿，多方医治不愈，后手术方愈。一直在服中西药物医治半年余。视其形体苗条，体质瘦弱，舌紫，苔薄，脉弦偏数。经前有乳胀腹胀，平日精神不振，疲倦乏力，头晕心悸，经来每后延数日，诊其为肝郁脾肾两虚且气血瘀滞。因其求子心切，且述双方家长亦然，故告知其体质甚差，现在怀孕对胎儿生长不利。本欲处以衡通汤合理冲汤方意，嘱其多服，等体质健壮再考虑怀孕。然辨其脉弦偏数，疑其有孕，嘱其做妊娠检测，结果是阳性，又嘱其做B超检测，医生说时日尚短，不能明确诊断其胎儿发育情况，无奈其假期已满，急回汉中，乃又处以张锡纯之安胎方寿胎丸变通，嘱其多服。而其认为既已怀孕，又无任何不适，故未再服药。又过近一月，来电诉做B超证实胎萎不长，主张手术之。其方信我所述其体质太差，虚不养胎之理也。后与其服衡通理冲汤，令其多服，气血充，方能无虞矣。

学生李洪波：现代人医学常识甚差，自认为既然怀孕，何用再服药，其不知怀孕后，气血虚者，胎何得养，气血瘀滞者，胎更失所养，老师常说气通血顺何患之有即是此理。

李静：此证气血因虚而致气滞血瘀积结，因瘀复致气血俱虚，卵巢囊肿者，癥瘕也！前案安徽王姓女胎死腹中，其因医学常识太差，怀孕尚且不知，胎萎不长而死，故出现分泌物甚多且有异味方始求治。其因气血俱虚，虽能勉强怀孕，然自顾尚且不及，何能养胎矣？故其证是肝脾肾气血俱虚而胎失所养，故胎萎不长而死腹中。此证因气血两虚瘀结成癥瘕，是为有形之结！虽手术之，然其形成瘀结之因未能除，故虽能怀孕，其体内气化郁滞，气血运行不畅，胎失所养，故致胎萎不长。此例医学常识略有，先认为术后曾服许多中西药物，认为现在怀孕应当可以了，故未再服药，此也与现代人认为怀孕不可服药之俗有关。我常向病家解说，怀孕服药固然不利于胎儿，然不知其体内出现偏差，胎儿处于有偏差之环境当更为不利。现代阴虚内热之人偏多，故有胎前宜凉之说，相当于胎儿生在水深火热之环境中，则更对其不利。如此论之，气血两虚者，胎儿生长在资源贫乏之环境中，其所需养料不能满足，何能正常生长乎？更论之，若体虚极寒之体，胎儿生长在寒冷的环境中同样也难以生长。而临证以诸偏差导致气血瘀滞者为最多，诸偏差导致气血瘀滞，则胎儿同样营养不良，故胎萎不长之病成也。找出偏差，纠而正之令其衡是对胎儿有利，故中医有"有故无殒亦无殒"之说。然借助西医学检测，诊断辨病胎不发育，此西医辨病较为直观，是为西医学之长，故西医主张手术之，此理甚明。若体内气血瘀滞境况未能消除，即便再怀孕，仍不能令胎得养，是以有诸多习惯性流产病是也。然何为能怀孕之标准？即为何会胎萎不长？临证要多问一个为什么。西医学尚不能辨之，而中医则从其出现偏差，即失衡中可以辨出，其偏差即病因，其偏差导致宫内气化功能失常，胎失所养故也！找出偏差，用衡通法辨证论治则可纠而正之。故用西医辨病，中医辨病再加辨证，即中医整体观念之长处，此亦为中西结合，西医辨病，中医整体观念出发，辨证论治，中华医学之最佳方法也。

学生李洪波：此女服衡通理冲汤一月有余，体质渐好，胖了不少。于 2008 年 1 月 5 日突然来电话，诉说感觉胃中不适欲吐，检测又孕矣。

本再三嘱其多服药，半年后再孕未晚，谁知服药未及两月即又孕，老师处以张锡纯先生之寿胎丸加味，服未两日，又来电诉增恶阻。其舌红紫，舌尖有红斑点，苔薄，请教老师如何论治？

李静： 此女本气阴两虚之体，前因胎萎不长而流产，后予服衡通理冲汤，未及两月又孕，故嘱服寿胎丸加味方，不二日又增呕吐，仍属舌红紫舌尖有红紫斑者，仍属气阴两虚，内燥郁热，上方加白茅根，少加黄连可也。

第九节　鬼　胎

师承切要

师承切要者，师承张锡纯先生"鬼胎"论治之精要，以及自己领悟与运用张先生之学说及临床的心得体会，力求切中要点。书中治女科方中之活络效灵丹、理冲汤及丸、理饮汤、理痰汤、温冲汤诸方论治，从整体出发，辨证论治，找出病因有气血虚弱、气滞血瘀、寒湿郁结、痰浊凝滞。偏差为素体虚弱，七情郁结，湿浊凝滞不散，精血虽凝而终不成形，遂为鬼胎。纠正偏差，抓主证，临证用衡通法组方，视其所偏，用对证之方或对证之药一二味专攻其处，又加补药以为之佐使，是以邪去正气无伤损。书中之升陷汤、理血汤诸方论，药物编中之当归、大黄、鸡内金、三棱、莪术、穿山甲、三七解等及医论、医话编中皆有论及，读者宜细读之。博览群书，于无字句处读书，触类旁通，有是证用是方，有是证用是药，不可拘于病名，用于治疗西医学之葡萄胎、侵蚀性葡萄胎。

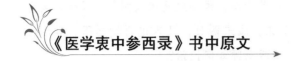

《医学衷中参西录》书中原文

活络效灵丹

治气血凝滞，疲癥癥瘕，心腹疼痛，腿疼臂疼，内外疮疡，一切脏腑积聚，经络湮淤。

当归五钱，丹参五钱，生明乳香五钱，生明没药五钱。

上药四味作汤服。若为散，一剂分作四次服，温酒送下。腿疼加牛膝。臂疼加连翘。妇女瘀血腹疼，加生桃仁（带皮尖作散服炒用）、生五灵脂。疮红肿属阳者，加金银花、知母、连翘。白硬属阴者，加肉桂、鹿角胶（若恐其伪可代以鹿角霜）。疮破后生肌不速者，加生黄芪、知母（但加黄芪恐失于热）、甘草。脏腑内痛，加三七（研细冲服）、牛蒡子。

李静讲记

西医学检测诊断辨病是其长，手术清宫法亦为其长。而对于气血虚者与气血瘀滞之病因，即寒湿郁结与痰浊凝滞则非其常，此为西医学对此病的病因尚不明了之故，而中医辨证论治则为其长，既可治其标，又可治其本，而中西结合，用西医法检测辨病，中医辨证论治治其本，为中华医学之最佳也。

此论似可理解为，只用手术清宫法只能治其标，不能治其为何出现鬼胎之病因。诚然，中医论著中说其为必素与鬼交，或入神庙而兴云雨之思，或游山林而起交感之念，皆能召祟成胎。幸其人不至淫荡，见祟而有惊惶，遇合而生愧恶，则鬼祟不能久恋，一交媾即远去。然淫妖之气已结于腹，遂成鬼胎之说不可信，然此亦为中医所论之"邪"念也。实则为素体虚弱，七情郁结，湿浊凝滞不散，精血虽凝而终不成形也。

释疑解难

案例辨析：

曾姓女，22 岁，葡萄胎术后二月，复查孕激素指标仍高于正常值，HCG200-500-700，经来尚可。舌淡嫩紫红，苔薄白，舌尖有细小红斑点，舌边有齿印，脉弦，两寸滑。西医辨病孕激素仍高出正常值，中医辨证为肝脾肾阴虚，气血瘀滞夹热。治以衡通理阴散：

当归、川芎、桃仁、红花、赤芍、柴胡、川牛膝、枳壳、桔梗、炙甘草各 10 克，炮山甲、三七粉各 20 克，生鸡内金 40 克，葶苈子 20 克。研粉，每服 10 克，每日 3 次，嘱其服至检测正常为病愈。

第十节　胎水肿满

师承切要

师承切要者，师承张锡纯先生"胎水肿满"论治之精要，以及自己领悟与运用张先生之学说及临床的心得体会，力求切中要点。书中之薯蓣苣蒟、鸡䏡茅根汤等诸方论治，从整体出发，辨证论治，找出病因为脾气虚弱和气滞湿郁。偏差为脾失健运，水渍胞中。纠正偏差，抓主证，临证用衡通法组方，视其所偏，用对证之方或对证之药一二味专攻其处，又加补药以为之佐使，是以邪去正气无伤损。书中之宣阳汤、济阴汤、白茅根汤诸方论，药物编中之白芍、山药、人参、黄芪、白茅根、滑石解等，医论、医话编中皆有论及，读者宜细读之，博览群书，于无字句处读书，触类旁通，有是证用是方，有是证用是药，不可拘于病名，用于治疗西医学之羊水过多。

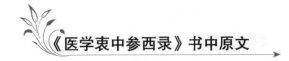
《医学衷中参西录》书中原文

薯蓣苤苜粥

治阴虚肾燥，小便不利，大便滑泻，兼治虚劳有痰作嗽。

生山药一两（轧细），生车前子四钱。

上二味，同煮作稠粥服之，一日连服三次，小便自利，大便自固。盖山药能固大便，而阴虚小便不利者服之，又能利小便。车前子能利小便，而性兼滋阴，可为补肾药之佐使（五子衍宗丸中用之），又能助山药以止大便。况二药皆汁浆稠黏，同作粥服之，大能留恋肠胃，是以效也。治虚劳痰嗽者，车前宜减半。盖用车前者，以其能利水，即能利痰，且性兼滋阴，于阴虚有痰者尤宜。而仍不敢多用者，恐水道过利，亦能伤阴分也。

按：车前子能利小便，而骤用之亦无显然功效。唯将车前子炒熟（此药须买生者自家经手炒，以微熟为度，过熟则无力），嚼服少许，须臾又服，约六点钟服尽一两，小便必陡然利下，连连不止。此愚实验而得之方也。

李静讲记

朋友冯东海之妻，因生育数胎导致体质颇虚，1982年我年方而立，其怀孕已是第五胎，至六七月时即胎水过多，腹大异常，全身浮肿，食少腹胀，神疲肢软，面色淡黄，舌淡、苔白，脉弦而无力。其脉弦者，是其易肝郁性情所致，无力者，气虚也。其气虚当补气，脾虚当健脾，气滞又当疏肝，故用香砂六君子汤合四逆散方治之，服数剂症减则停药不服，故其气血俱虚未得纠正，以致产后大出血，体质更虚。然病人性情使然，此例我记忆在心，其夫是独子，在农村是讲究传宗接代的，其后来生至第七胎方生一男孩，故易记之是也。

第十一节　妊娠肿胀

师承切要

师承切要者，师承张锡纯先生"妊娠肿胀"论治之精要，以及自己领悟与运用张先生之学说及临床的心得体会，力求切中要点。书中之鸡蛭茅根汤、理饮汤、理痰汤诸方论治，从整体出发，辨证论治，找出病因为脾虚、肾虚和气滞三种。偏差为虚者脾肾阳虚，水湿内停，实者气滞湿郁，泛溢肌肤，以致肿胀。纠正偏差，抓主证，临证用衡通法组方，视其所偏，用对证之方或对证之药一二味专攻其处，又加补药以为之佐使，是以邪去正气无伤损。书中之药物编中之鸡内金、白茅根、白芍、三七解等及医论、医话编中皆有论及，读者宜细读之。博览群书，于无字句处读书，触类旁通，有是证用是方，有是证用是药，不可拘于病名，用于治疗西医学之妊娠高血压综合征轻症、妊娠水肿。

《医学衷中参西录》书中原文

鸡蛭茅根汤

治水臌气臌并病，兼治单腹胀，及单水臌胀，单气臌胀。

生鸡内金五钱（去净瓦石糟粕轧细），生于术（分量用时斟酌），鲜茅根二两（锉细）。

先将茅根煎汤数茶盅（不可过煎，一两沸后慢火温至茅根沉水底汤即成）。先用一盅半，加生姜五片，煎鸡内金末，至半盅时，再添茅根汤一盅，七八沸后，澄取清汤（不拘一盅或一盅多）服之。所余之渣，仍用茅根汤煎服。日进一剂，早晚各服药一次。初服小便即多，数日后大便亦多。若至日下两三次，宜减鸡内金一钱，加生于术一钱。又数日，胀见消，大便仍勤，可减鸡内金一钱，加于术一钱。又数日，胀消强半，大便仍勤，可再减鸡内金一钱，加于术一钱。如此精心随病机加减，俾其补破之力，适与病体相宜，自能全愈。若无鲜茅根，可用药局中干茅根一两代之。无鲜茅根即可不用生姜。所煎茅根汤，宜当日用尽，煎药后若有余剩，可当茶温饮之。

李静讲记

教科书上的论治为常法，而舌红紫、苔薄或光者属阴虚夹热者往往有之。辨证要点舌边有齿印者多属脾虚，舌淡苔白润滑者属虚且寒，气滞则舌中往往有裂纹，脉弦亦属气滞，脉无力属虚，苔白润滑属寒，而舌红紫、舌尖有红紫斑点、苔薄或光者多属阴虚偏热，阴虚则生热，热则内燥，燥则气滞，气滞则气机郁滞，气化郁滞则肿胀成也。脾虚者益其气愈之易也，肾虚者补其肾，而阴虚气滞夹瘀热者愈之则缓。故需师用张先生之论，滋其阴以化其阳，白茅根一药即具此功效，生鸡内金理气滞且可滋阴，脾虚者白术可补。故师用其用对证之药一二味以攻病之论，辨证后组方纠其偏差可也。

释疑解难

学生李洪波：胎水肿满与妊娠肿胀相差不多，临证见老师擅用生鸡内金，是否与老师擅用张锡纯先生方药有关？

李静：然。我在临床很少用炒鸡内金，以至于许多病友说在诸多药店买不到生鸡内金，习俗如此，实难更改也。生鸡内金可理气、消胀、化瘀、散结且可养阴，性平可重用。我屡用其治经来量少、闭经、腹胀有效，并常用治脱发之阴虚气滞者有效。唯其有通经之力，故女性需注意之，经常有服后经来提前者，张锡纯先生书中曾论之，验之果然是也。故我认为生鸡内金可治无形之结，又可治有形之结，性平可重用，特别是偏于气滞阴虚者可用之。

张锡纯先生论曰："鸡内金之功效，前方下已详论之矣。至于茅根最能利水，人所共知。而用于此方，不但取其利水也，茅根春日发生最早，是禀一阳初生之气，而上升者也。故凡气之郁而不畅者，茅根皆能畅达之。善利水又善理气，故能佐鸡内金，以奏殊功也。加生姜者，恐鲜茅根之性微寒也。且其味辛能理气，其皮又善利水也。继加于术，减鸡内金者，因胀已见消，即当扶正以胜邪，不敢纯用开破之品，致伤其正气也。或疑此方，初次即宜少加于术者。而愚曾经试验，早加于术，固不若晚加之有效也。

或问：茅根能清热利小便，人所共知。至谓兼理气分之郁，诸家本草皆未言及，子亦曾单用之，而有确实之征验乎？答曰：此等实验，已不胜记。曾治一室女，心中常觉发热，屡次服药无效。后愚为诊视，六脉皆沉细，诊脉之际，闻其太息数次，知其气分不舒也。问其心中胁下，恒隐隐作痛。遂俾剖取鲜茅根，锉细半斤，煎数沸当茶饮之。两日后，复诊其脉，已还浮分，重诊有力，不复闻其太息。问其胁下，已不觉疼，唯心中仍觉发热耳。再饮数日，其心中发热亦愈。"

第十二节　妊娠心烦

　　师承切要者，师承张锡纯先生"妊娠心烦"论治之精要，以及自己领悟与运用张先生之学说及临床的心得体会，力求切中要点。书中之治女科诸方论治，从整体出发，辨证论治，找出病因为阴虚火旺、痰火内蕴、肝经郁火，偏差为火热乘心。纠正偏差，抓主证，临证用衡通法组方，视其所偏，用对证之方或对证之药一二味专攻其处，又加补药以为之佐使，是以邪去正气无伤损。书中药物编中之连翘、黄连、竹茹、生石膏、三七解等及医论、医话编中皆有论及，读者宜细读之，博览群书，于无字句处读书，触类旁通，有是证用是方，有是证用是药，不可拘于病名。

《医学衷中参西录》书中原文

连翘解

　　连翘：味淡微苦，性凉。具升浮宣散之力，流通气血，治十二经血凝气聚，为疮家要药。能透表解肌，清热逐风，又为治风热要药。且性能托毒外出，又为发表疹瘾要药。为其性凉而升浮，故又善治头目之疾，凡头疼、目疼、齿疼、鼻渊或流浊涕成脑漏证，皆能主之。为其味淡能利小便，故又善治淋证，溺管生炎。

　　连翘善理肝气，既能舒肝气之郁，又能平肝气之盛。曾治一媪，年过七旬，其手连臂肿疼数年不愈，其脉弦而有力，遂于清热消肿药中，每剂加连翘四钱，旬日肿消疼愈，其家人谓媪从前最易愤怒，自服此药后不但病愈，而愤怒全无，何药若是之灵妙也！由是观之，连翘可为理肝气要药矣。

李静讲记

抓主证，主证为火。然须辨火是阴虚之火，还是痰火内蕴，或是肝经郁火。辨证要点为舌红嫩紫，苔薄干或光者属阴虚，舌尖有红紫斑点高出舌面者属阴虚郁火积结，舌尖有细小红点不高出舌面属阴虚内燥。舌红紫舌尖有红紫斑点，苔白腻属痰火内蕴。舌紫舌尖有红紫斑点，舌中有裂纹苔薄者属肝经郁火。阴虚者脉多细，偏火重者脉多数，脉弦则为气滞。

阴虚者需滋其阴，郁火者滋阴清热，痰火偏重者清热化痰滋阴润燥，肝经郁火者，滋阴养肝清热，总以顾护其阴为要。

释疑解难

案例辨析：

"子悬汤"为《妇人大全良方》一书治胎气上迫，心肺闷堵之方。

2005年在深圳治一张姓女，年28岁，其怀孕三月半时与其夫前来求治，患乙肝"大三阳"十年久治不愈，近数月来又查出糖尿病，现已怀孕，是否要这个孩子，跑了多家医院均无结果。夫妻二人年龄已大，其要子女之心迫切，但又虑此二病，不知能否保全胎儿，经人介绍来诊。

我为其详细诊断，其体形偏瘦小，舌红紫，舌尖边紫斑明显，苔白且燥，脉弦且数。脘痞胁胀，口渴喜饮，乏力。辨证当为肝脾俱虚，湿热并重，且有气血瘀滞。告知如想要此孩子，服用中药治其糖尿病当可治愈，因其病程短也。如治其乙肝则不能保其必愈，但中药治其乙肝DNA增高则可愈之。夫妻二人商量后同意用中药治之。处以衡通汤重加生地黄、生山药、玄参，合用小量之黄连解毒汤加天花粉、蒲公英、白茅根、白花蛇舌草，遵前人胎前宜凉之意，服一月诸症均减。服至三月查血糖已至正常。患者坚持服药，感觉良好。

至女患怀孕七月余的一天晚上11点，其夫来电话说，其妻现在医院吸氧，憋闷异常，请李医生快来看一下。及至询其何以致此状，答其娘家哥哥来深圳，走时给其三千元钱，谁知上汽车时被人抢去了，孕妇因生气而致突发此症。看其症状颇似子悬，忽忆曾在《北方医话》一书中曾有一篇文章专论此证，似是用"子悬汤"治之可愈。急翻看《北方医话》张廉卿一文"子悬的治疗"，其证与此证甚是相似，比葫芦画瓢，急写此方于下：

紫苏、当归、白芍、川芎、陈皮、大腹皮、甘草、人参，量亦为常规用量，一剂，嘱急煎服。服后不过一小时，即气通闷失，恢复如常。喜告知病已消失，药费只用了8元钱。

后月余其在医院生孩子，其夫打来电话报喜，说生一女，母女平安。二月后其女发热腹泻，来电问我能否用中药治之，答之可用滋阴清燥汤煎好后装入奶瓶内服之即可，夫妻二人说还是请您看一下吧。来诊视其女舌红苔薄而干，果为滋阴清燥汤之适应证，处以三剂，三日后来电说服一剂即热退泻止，三剂全好了。而且此药不苦，小孩也能服下，表示感谢。

第十三节　妊娠眩晕

师承切要

师承切要者，师承张锡纯先生"妊娠眩晕"论治之精要，以及自己领悟与运用张先生之学说及临床的心得体会，力求切中要点。书中资生汤、升降汤、既济汤、来复汤诸方论治，从整体出发，辨证论治，找出病因为肝肾阴虚、气郁痰滞、气血虚弱。偏差为阴虚阳亢，上扰清窍，亦可因气郁痰滞，清阳不升，或气血虚弱，清窍失养。抓主证，纠正偏差，临证用衡通法组方，视其所偏，用对证之方或对证之药一二味专攻其处，又加补药以为之佐使，是以邪去正气无伤损。书中药物编中之人参、赭石、黄芪、山萸肉、山药解等及医论、医话编中皆有论及，读者宜细读之，博览群书，于无字句处读书，触类旁通，有是证用是方，有是证用是药，不可拘于病名，用于治疗西医学之妊娠高血压综合征（轻者似妊娠高血压，重者似先兆子痫）或妊娠合并原发性高血压病引起的眩晕。

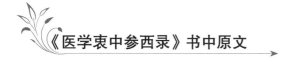

《医学衷中参西录》书中原文

来复汤

治寒温外感诸证，大病瘥后不能自复，寒热往来，虚汗淋漓；或但热不寒，汗出而热解，须臾又热又汗，目睛上窜，势危欲脱；或喘逆，或怔忡，或气虚不足以息，诸证若见一端，即宜急服。

萸肉二两（去净核），生龙骨一两（捣细），生牡蛎一两（捣细），生杭芍六钱，野台参四钱，甘草二钱（蜜炙）。

李静讲记

关于眩晕证，历代医家有主无虚不晕的，有说无痰不晕的，有论风可致晕的。肝肾阴虚可致晕，气郁痰滞可令人晕，气血虚弱则更可令人晕，所以可以虚实论之。然虚中有夹实者，即因虚而致气郁痰滞致晕，有因虚生风致晕的，更有因虚夹气郁痰滞而晕的。故此证辨证则显得极为重要，本属虚者，若与之治风化痰，则是犯了虚虚之诫；本属气郁痰滞，只用补法则又愈加瘀塞也。

因此，用衡通法论之，找出偏差，偏于肝肾阴虚，补其肝肾，疏通其气血之瘀滞即可。气血虚弱者，双补其气血，稍用疏通气血药流通之，愈之也易。于气郁痰滞者，用疏通气血法则气郁与痰滞消散之则更易是也。而补肝肾治眩晕的主药当推山萸肉，张锡纯论曰："山萸肉：味酸性温。大能收敛元气，振作精神，固涩滑脱。因得木气最浓，收涩之中兼具条畅之性，故又通利九窍，流通血脉，治肝虚自汗，肝虚胁疼腰疼，肝虚内风萌动，且敛正气而不敛邪气，与他酸敛之药不同，是以《神农本草经》谓其逐寒湿痹也。其核与肉之性相反，用时务须将核去净，近阅医报有言核味涩，性亦主收敛，服之恒使小便不利，椎破尝之，果有有涩味者，其说或可信。

山茱萸得木气最浓，酸收之中，大具开通之力，以木性喜条达故也。《神农本草经》谓主寒湿痹，诸家本草，多谓其能通利九窍，其性不但补肝，而兼能利通气血可知，若但视为收涩之品，则浅之乎视山茱萸矣。"

释疑解难

学生曾泽林：每见老师擅用山萸肉，想来也是领悟张锡纯先生之用药大法了，老师用其药的精要是什么？

李静：张锡纯先生之书可信，其方可用，其宝贵经验笔之于书可贵也！书读十遍，其义自现！用药如用兵，于急性病或重症虚脱病人，每重用山萸肉60～120克以救脱，其效立显！因虚而诸般疼痛证可重用之，体不虚者也可用，故衡通益气汤、衡通止痛汤等皆用之，此即白虎加人参汤加人参之意，异曲同工也！张先生书中屡用此药奏效，读者宜细察之！

第十四节　妊娠痫证

师承切要者，师承张锡纯先生"妊娠痫证"论治之精要，以及自己领悟与运用张先生之学说及临床的心得体会，力求切中要点。书中镇肝熄风汤与治痫风诸方论治，从整体出发，辨证论治，找出病因为肝阳上亢，肝风内动，偏差为痰火上扰，蒙蔽清窍。纠正偏差，抓主证，临证用衡通法组方，视其所偏，用对证之方或对证之药一二味专攻其处，又加补药以为之佐使，是以邪去正气无伤损。书中之既济汤、来复汤、升陷汤诸方论，药物编中之羚羊角、赭石、人参、黄芪解等，医论、医话编中皆有论及，读者宜细读之，博览群书，于无字句处读书，触类旁通，有是证用是方，有是证用是药，不可拘于病名，用于治疗西医学之重度妊娠高血压综合征中的子痫。

《医学衷中参西录》书中原文

羚羊角解

羚羊角：性近于平不过微凉。最能清大热，兼能解热中之大毒。且既善清里，又善透表，能引脏腑间之热毒达于肌肤而外出，疹之未出，或已出而速回者，皆可以此表之，为托表麻疹之妙药。即表之不出而毒热内陷者，服之亦可内消。又善入肝经以治肝火炽盛，至生眼疾，及患吐衄者之妙药。所最异者性善退热却不甚凉，虽过用之不致令人寒胃作泄泻，与他凉药不同。此乃具有特殊之良能，非可以寻常药饵之凉热相权衡也。或单用之，或杂他药中用，均有显效。

李静讲记

中医妇科学教材之论是为常法，师用张锡纯先生用对证之药一二味攻病，找出偏差，佐以补药，组方论治是为变通之法。

如此论之，肝风内动型，用衡通理念论之，则肝风内动，风火相煽，扰犯神明，以致昏仆不知人为主证。一病有一病之主方，则衡通养阴定风汤为主方。一方有一方之主药，则羚羊角为方中主药。养阴则用生地黄、玄参，平肝则用白芍、赭石，清热则用白茅根、桑叶，清热化痰则用竹茹、川贝母，定风则用蝉蜕、地龙。

痰火上扰型，安宫牛黄丸价昂且不易购得，且方中诸多金石之药，恐于妊娠不利，然只用半夏白术天麻汤则非对证之方。药无难代之品，师张锡纯先生意，用对证之药一二味攻病组方，则羚羊角仍可为主药，衡通养阴定风汤重用清热开窍之药，加用豁痰息风之药，方用衡通化痰定风汤即可。抓主证，主证为痰火阻窍，重用羚羊角、茅根、生石膏、竹茹、地龙、蝉蜕以清热化痰息风，伍以生地黄、白芍、赭石大剂养阴平肝之药，佐以全蝎、蜈蚣定风止痉，二药与羚羊角、竹茹、地龙、蝉蜕相伍且有通窍之功。痰火上扰者，痰火为主因，痉厥是主证也。清其热化其痰则痉厥可止，风可息也。

衡通养阴定风汤

羚羊角丝10克，生地黄、玄参、白芍、赭石、白茅根、桑叶各30克，竹茹18克，川贝母、蝉蜕、地龙各10克。

衡通化痰定风汤

羚羊角丝10克，生石膏、生地黄、玄参、白芍、赭石、白茅根、桑叶各30克，竹茹18克，川贝母、蝉蜕、地龙、全蝎各10克，大蜈蚣3条。

释疑解难

学生李洪波： 妊娠痫证病人往往畏惧服药，恐于胎儿有伤损，老师遇此证是如何对待的呢？

李静： 此类证屡见之，有谓服中药伤胎的，有谓服西药伤胎的，不一而足。实则有病则病当之，服中药辨证施治为治其体内所偏，故中医有"有故无殒亦无殒"之说。然而实际上临证还是有困难的，经常遇到此类病人，说服中药万一于胎儿有损怎么办？此即现代中医难之理也！而张先生书中曾有论治之案例，可参考。

《医学衷中参西录》书中验案

一娠妇，日发痫风。其脉无受娠滑象，微似弦而兼数。知阴分亏损，血液短少也。亦俾煮山药粥服之即愈。又服数次，永不再发。

第十五节　妊娠小便淋痛

师承切要

师承切要者，师承张锡纯先生"妊娠小便淋痛"论治之精要，以及自己领悟与运用张先生之学说及临床的心得体会，力求切中要点。书中"劳淋汤"诸方论治，从整体出发，辨证论治，找出病因为阴虚津亏、心火偏亢、下焦湿热，偏差为膀胱郁热，气化失司。纠正偏差，抓主证，临证用衡通法组方，视其所偏，用对证之方或对证之药一二味专攻其处，又加补药以为之佐使，是以邪去正气无伤损。书中之既济汤、来复汤、升陷汤、理血汤诸方论，药物编中之白茅根、鲜小蓟、滑石、白芍、阿胶等及医论、医话编中皆有论及，读者宜细读之，博览群书，于无字句处读书，触类旁通，有是证用是方，有是证用是药，不可拘于病名，用于治疗西医学之妊娠合并尿道炎、膀胱炎、肾盂肾炎等泌尿系统感染的疾病。

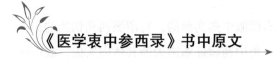

《医学衷中参西录》书中原文

劳淋汤

治劳淋

生山药一两，生芡实三钱，知母三钱，真阿胶三钱（不用炒），生杭芍三钱。

劳淋之证，因劳而成。其人或劳力过度、或劳心过度、或房劳过度，皆能暗生内热，耗散真阴。阴亏热炽，熏蒸膀胱，久而成淋，小便不能少忍，便后仍复欲便，常常作疼。故用滋补真阴之药为主，而少以补气之药佐之，又少加利小便之药作向导。然此证得之劳力者易治，得之劳心者难治，得之房劳者尤难治。又有思欲无穷，相火暗动而无所泄，积久而成淋者，宜以黄柏、知母以凉肾，泽泻、滑石以泻肾，其淋自愈。

李静讲记

中医妇科学教科书之论治可为常法，然临证每有复发者，仍有失衡也。下焦湿热型体未虚甚，邪去则正安。然遇饮食不节即可发作，体未虚而邪有余之故。心火偏亢型阴虚火旺，清其热则火祛而安，然阴虚未能得以纠正，火旺者，肾阴亏虚故也。因此，遇有肝气郁则易发作。阴虚津亏者，津液亏损可致气化郁滞，午后潮热、手足心热、大便干结即为津液亏损，导致体内燥结，故遇劳则发作。

明此理，即明人是一个整体，有所偏即失衡，找出偏差，纠而正之即令其衡之理。故湿热下注治之易，心火偏亢者愈之不难，而易复发，阴虚津亏者愈之不易，复发则易之理寓其中矣。

师用张锡纯先生之论，用对证之药一二味以攻病为变法。阴虚津亏者，抓主证，主证为小便频数，淋漓涩痛，而阴虚津亏是病因，主方用衡通滋阴清燥汤法，滋其阴润其燥则淋痛自止。心火偏亢型之主证亦为小便频数，艰涩而痛，病因为心火偏亢，故需用衡通滋阴清火汤。下焦湿热型主证为突感小便频急，尿色黄赤，艰涩不利，灼热刺痛，病因为湿与热搏，蕴结膀胱，气化不行，水道不利，然妊娠妇需顾护其阴，故宜用衡通滋阴解毒汤法。

衡通滋阴清燥汤

滑石（布包煎）、生山药、白茅根各30克，生白芍18克，生鸡内金、炙甘草各12克，羚羊角丝6克，水煎服。

衡通滋阴清火汤

滑石（布包煎）、生山药、生地黄、竹叶、白茅根各30克，知母18克，生鸡内金、生白芍各12克，羚羊角丝、栀子、黄芩、生甘草各6克，黄连3克，水煎服。

衡通滋阴解毒汤

滑石（布包煎）、生山药、白茅根各30克，知母、生白芍各18克，羚羊角丝、栀子、黄芩、黄柏、生甘草各6克，黄连3克，水煎服。

释疑解难

学生曾泽林：妊娠合并尿道炎、膀胱炎、肾盂肾炎等泌尿系统感染的疾病，此为西医辨病名，用抗生素治之一般有效。而求诊于中医者，多为慢性者或西医药不效，或效不佳，效而复发者。老师曾论此类病有不少治之未愈者，如何才能将此类病治愈呢？

李静：首先要正确分辨妊娠小便淋痛的兼夹、转化，与内科淋证一样，要明辨标本虚实。现代女性病情复杂多样，同一患者常可虚实夹杂，甚或兼夹消渴、水肿、癃闭等证。辨证时，既要掌握其共性，又要熟悉各淋证的特征，通过病因分析，虚实判别，正确分辨各种淋证兼夹、转化。避免教条与套用书本知识。必要时，用西医实验室检查作为辅助，明确病因、病机、病位、虚实以及标本缓急。西医之淋病有淋菌性尿道炎与非淋菌性尿道炎之分，中医则分为五淋或者六淋。临证可结合西医辨病，然后用中医辨证。中医治病八法辨证相当重要，而我常用衡通法找出偏差，实则是八法并用也。

故急则治标，缓则治其本是为要点。对于病情复杂的妊娠小便淋痛病人不外虚、实与虚中夹实三型，应正确采用急则治标，缓则治本的治疗原则。

故博采兼收，扩大立法思路为大法。在治疗中，不应拘泥于中医教材中的一些治法及方药，而应博采古今有效之方法是也。

第六章　临产病

第一节　难　产

　　师承切要者，师承张锡纯先生"难产"论治之精要，以及自己领悟与运用张先生之学说及临床的心得体会，力求切中要点。书中治女科方中之"大顺汤"方论，从整体出发，辨证论治，找出病因为肾气虚弱、气血虚弱、气滞血瘀、气滞湿郁，偏差有虚、实两方面，虚者是气虚不运而难产，实者是湿瘀阻滞而难产。纠正偏差，抓主证，临证用衡通法组方，视其所偏，用对证之方"大顺汤"或对证之药一二味专攻其处，又加补药以为之佐使，是以邪去正气无伤损。书中之资生汤、十全育真汤、醴泉饮、既济汤、来复汤、升陷汤、理血汤诸方论，药物编中之当归、黄芪、赭石、鸡内金、三棱、莪术、穿山甲、三七解及医论、医话编中皆有论及，读者宜细读之，博览群书，于无字句处读书，触类旁通，有是证用是方，有是证用是药，不可拘于病名，用于治疗西医学的产力异常的难产。

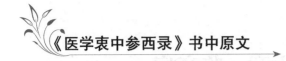

《医学衷中参西录》书中原文

大顺汤

治产难，不可早服，必胎衣破后，小儿头至产门者，然后服之。

野党参一两，当归一两，生赭石二两（轧细）。

用卫足花子炒爆一钱作引，或丈菊花瓣一钱作引皆可，无二物作引亦可。

李静讲记

张锡纯曰："或疑赭石乃金石之药，不可放胆重用。不知赭石性至和平，虽重坠下行，而不伤气血。况有党参一两以补气，当归一两以生血。且以参、归之微温，以济赭石之微凉，温凉调和愈觉稳妥也。产难者非气血虚弱，即气血壅滞，不能下行。人参、当归虽能补助气血，而性皆微兼升浮，得赭石之重坠，则力能下行，自能与赭石相助为理，以成催生开交骨之功也。至于当归之滑润，原为利产良药，与赭石同用，其滑润之力亦愈增也。"

此论可为难产论治之大法，可用于肾气虚弱型、气血虚弱型、气滞血瘀型难产。气滞湿郁型加用宽中理气之品即可。

"神效催生丹"配制不易，难以实用，现代尤难。送子丹与张锡纯先生之大顺汤相差无几，"催生立应散"配制亦难，神效达生散亦然。

故中医妇科学教科书此数法皆不切用，现代此类制剂早已不备，现场配制谈何容易。若不用张先生之大顺汤与傅青主之送子丹辨证加味论治，按照教科书上所论，此证难产，则只有外治法，即剖腹产了。

故读中医妇科学教科书，是教人以常法，即常规论治法，于无字句处读书，方能明白，读张锡纯书是为变通论治，博览群书方能明何为巧治法。只看教科书者，胶柱鼓瑟，守株待兔也！

释疑解难

案例辨析一：

《医学衷中参西录》书中验案

族侄妇，临盆两日不产。用一切催生药，胎气转觉上逆。为制此汤，一剂即产下。

一妇人，临产交骨不开，困顿三日，势甚危急。亦投以此汤，一剂而产。自拟得此方以来，救人多矣。放胆用之，皆可随手奏效。

案例辨析二：

忆及1982年某夜在农村行医，突有父子俩，前来求治难产。答之我非妇产科医生，不能前去诊治。无奈父子磕头苦求，说半夜上哪里都来不及，你当医生的能见死不救吗？乡亲们说你医术高明，一定有办法治的。无奈只好给其一支艾条，并详细告知用法，嘱其在孕妇的双脚小趾名曰至阴穴处灸之，并告知如不行一定要去医院，万不可延误性命。第二天欣喜前来告知，回家后照法灸之，不到半小时即顺利产下一子，母子平安。

第二节　胞衣不下

师承切要

师承切要者，师承张锡纯先生"胞衣不下"论治之精要，以及自己领悟与运用张先生之学说及临床的心得体会，力求切中要点。书中治女科方中之"大顺汤"与治气血瘀滞肢体疼痛方中之"活络效灵丹"诸方论治，从整体出发，辨证论治，找出病因为气虚、血瘀、寒凝，偏差为虚者由于气虚不能传送，实者由于血瘀阻碍或寒凝血滞，纠正偏差，抓主证，临证用衡通法组方，视其所偏，用对证之方或对证之药一二味专攻其处，又加补药以为之佐使，是以邪去正气无伤损。书中药物编中之赭石、当归、黄芪、鸡内金、三棱、莪术、穿山甲、三七解及医论、医话编中皆有论及，读者宜细读之，博览群书，于无字句处读书，触类旁通，有是证用是方，有是证用是药，不可拘于病名，用于治疗西医学之胎盘稽留。

《医学衷中参西录》书中原文

黄芪解

黄芪：性温，味微甘。能补气，兼能升气，善治胸中大气（即宗气，为肺叶阖辟之原动力）下陷。《神农本草经》谓主大风者，以其与发表药同用，能祛外风，与养阴清热药同用，更能息内风也。谓主痈疽、久败疮者，以其补益之力能生肌肉，其溃脓自排出也。表虚自汗者，可用之以固外表气虚。小便不利而肿胀者，可用之以利小便。妇女气虚下陷而崩带者，可用之以固崩带。为其补气之功最优，故推为补药之长，而名之曰也。

李静讲记

本病首辨虚实，为气血瘀滞兼有所偏而致，故师用张锡纯先生之用对证之药一二味以攻病之论，结合其用药以胜病为准不可拘于用量之说，即可理解为：气虚型因气虚导致血瘀，无力运胞外出，故需重用益气之药，生化加参汤即是此意，则黄芪亦可加入。血瘀型则气亦为之滞结，故需用当归、牛膝之活血引血下行与通利之药如滑石、瞿麦、通草、葵子通利行水，滑润下胞。寒凝型主用温通之药，活络效灵丹方论加减甚详。

如此论之，则当归、人参、赭石之大顺汤可用，气虚重用人参，再加黄芪，血瘀明显者加牛膝，活络效灵丹之丹参、乳香、没药，寒凝加桂、附，更为便捷也。

张锡纯先生论赭石："历观以上诸治验案，赭石诚为救颠扶危之大药也。乃如此良药，今人罕用，间有用者，不过二三钱，药不胜病，用与不用同也。且愚放胆用至数两者，非鲁莽也。诚以临证既久，凡药之性情能力及宜轻宜重之际，研究数十年，心中皆有定见，而后敢如此放胆，百用不至一失。且赭石所以能镇逆气，能下有形瘀滞者，以其饶有重坠之力，于气分实分毫无损。况气虚者又佐以人参，尤为万全之策也。参、赭并用，不但能纳气归原也，设于逆气上干，填塞胸臆，或兼呕吐，其证之上盛下虚者，皆可参、赭并用以治之。"

由此论观之，则张先生书中诸方可信，先生论诸药之用可信也！

第七章　产后病

第一节　产后血晕

师承切要

师承切要者，师承张锡纯先生"产后血晕"论治之精要，以及自己领悟与运用张先生之学说及临床的心得体会，力求切中要点。书中"既济汤"、"来复汤"、"活络效灵丹"诸方论治，从整体出发，辨证论治，找出病因为阴血暴亡，心神失养，偏差为瘀血停滞，气逆攻心。纠正偏差，抓主证，临证用衡通法论组方，视其所偏，用对证之方或对证之药一二味专攻其处，又加补药以为之佐使，是以邪去正气无伤损。书中之"急救回阳汤"诸方论，药物编中之山萸肉、黄芪、当归、人参、附子解等及医论、医话编中皆有论及，读者宜细读之，博览群书，于无字句处读书，触类旁通，有是证用是方，有是证用是药，不可拘于病名，用于治疗西医学之产后出血引起的虚脱、休克，妊娠合并心脏病产后心衰，以及羊水栓塞等病症。

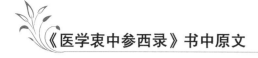

既济汤

治大病后阴阳不相维系。阳欲上脱，或喘逆，或自汗，或目睛上窜，或心中摇摇如悬旌；阴欲下脱，或失精，或小便不禁，或大便滑泻。一切阴阳两虚，上热下凉之证。

大熟地一两，萸肉一两（去净核），生山药六钱，生龙骨六钱（捣细），生牡蛎六钱（捣细），茯苓三钱，生杭芍三钱，乌附子一钱。

来复汤（略）

萸肉救脱之功，较参、术更胜。盖萸肉之性，不独补肝也，凡人身之阴阳气血将散者，皆能敛之。故救脱之药，当以萸肉为第一。而《神农本草经》载于中品，不与参、术并列者，窃忆古书竹简韦编，易于错简，此或错简之误欤！凡人元气之脱，皆脱在肝。故人虚极者，其肝风必先动，肝风动，即元气欲脱之兆也。又肝与胆脏腑相根据，胆为少阳，有病主寒热往来；肝为厥阴，虚极亦为寒热往来，为有寒热，故多出汗。萸肉既能敛汗，又善补肝，是以肝虚极而元气将脱者服之最效。愚初试出此药之能力，以为一己之创见，及详观《神农本草经》山茱萸原主寒热，其所主之寒热，即肝经虚极之寒热往来也。特从前涉猎观之，忽不加察，且益叹《神农本草经》之精当，实非后世本草所能及也。又《神农本草经》谓山茱萸能逐寒湿痹，是以本方可用以治心腹疼痛。曲直汤用以治肢体疼痛，以其味酸能敛。补络补管汤，用之以治咳血吐血。再合以此方重用之，最善救脱敛汗。则山茱萸功用之妙，真令人不可思议矣。

李静讲记

中医妇科学此证论治是论其常，实则与张锡纯先生用对证之药一二味以攻病之论相似，血虚气脱者，先当治其气脱，故需重用人参。血瘀气逆型主证为血瘀而致气逆，故用对证之药则为没药、血竭。

如此论之，则血虚气脱型师用张先生之来复汤、既济汤、急救回阳汤之意，重用山萸肉、人参、龙牡、附子类。血瘀气逆型属实，则用张先生之治气血瘀滞之"活络效灵丹"方意，重用当归、丹参、乳香、没药，佐以补药，为立于不败之地之法也。

释疑解难

案例辨析一：

《医学衷中参西录》书中验案

一妇人，产后发汗过多，覆被三层皆湿透，因致心中怔忡，精神恍惚，时觉身飘飘上至屋顶，此虚极将脱，而神魂飞越也。延愚诊视，见其汗出犹不止，六脉皆虚浮，按之即无。急用生山药、净萸肉各一两，生杭芍四钱，煎服。汗止精神亦定。翌日药力歇，又病而反复。时愚已旋里，病家复持方来询，为添龙骨、牡蛎（皆不用）各八钱，且嘱其服药数剂，其病必愈。孰意药坊中，竟谓方中药性过凉，产后断不宜用，且言此证系产后风，彼有治产后风成方，屡试屡验，怂恿病家用之。病家竟误用其方，汗出不止而脱。夫其证原属过汗所致，而再以治产后风发表之药，何异鸩毒。斯可为发汗不审虚实者之炯戒矣。

案例辨析二：

吴姓女，33岁，产后三天，以头晕、头痛来诊。主诉纳呆，乳胀，以致没奶水。视其面黄，舌淡紫，舌尖有稀疏紫斑，苔薄白，脉弦紧且数。辨证属产后气血双亏，血室空虚以致感受风寒，导致气血瘀滞，治当温通血脉，活血通瘀并通其乳，兼补其气，方用衡通益气温通通结汤：

当归 24 克，川芎 10 克，生山药、山萸肉、党参、鸡血藤各 30 克，炮附片、炮山甲、桂枝、炙甘草各 12 克，皂角刺、生山楂各 18 克，生姜 10 克，水煎服。此方服三剂，诸症均消。

按：此证体尚未虚，其家人认为乳汁不下，是为其虚，因其头晕故也。然细询其乳房有胀感，再者辨其脉非虚，故辨其为产后血室空虚，复感风寒而致气血瘀滞，故用益气温通散结法以衡通之，若其脉弦紧无力则为虚是也。

第二节　产后血崩

师承切要

师承切要者，师承张锡纯先生"产后血崩"论治之精要，以及自己领悟与运用张先生之学说及临床的心得体会，力求切中要点。书中治女科方中之固冲汤、老妇血崩汤加味论治，从整体出发，辨证论治，找出病因为气虚血失统摄，瘀血留滞，新血不得归经，或产伤损伤脉络。偏差为冲任不固，血失统摄，纠正偏差，抓主证，临证用衡通法组方，视其所偏，用对证之方或对证之药一二味专攻其处，又加补药以为之佐使，是以邪去正气无伤损。书中之既济汤、来复汤、升陷汤、理血汤诸方论，药物编中之山萸肉、人参、黄芪、三七解等及医论、医话编中皆有论及，读者宜细读之，博览群书，于无字句处读书，触类旁通，有是证用是方，有是证用是药，不可拘于病名，用于治疗西医学之产后出血。

第七章　产后病

163

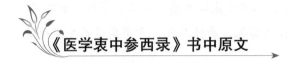

《医学衷中参西录》书中原文

答王某问时方生化汤

当归之味甘胜于辛，性温虽能助热，而濡润多液，又实能滋阴退热，原不可但以助热论。故《神农本草经》谓可治温疟，且谓煮汁饮之尤良，诚以煮汁则其液浓浓，濡润之功益胜也。其性虽流通活血，而用之得当亦能止血。友人王某曾小便溺血，用黄酒煮当归一两饮之而愈。后其症反复，再服原方不效，问治于仆，俾用鸦胆子去皮五十粒，白糖水送服而愈。继其症又反复，用鸦胆子又不效，仍用酒煎当归法治愈。

李静讲记

师用张先生用对证之药一二味以攻病，则气虚型主药为人参、山萸肉。重用人参为独参汤，重用山萸肉为回生山茱萸汤，阳脱人参合用附子为参附汤。血瘀型用对证之药一二味以攻病，主药则为当归、三七，佐以补药为立于不败之地之法。产伤型主药为煅龙牡，伍以三七，佐以补药与手术缝合方为合拍。

释疑解难

案例辨析一：
《医学衷中参西录》书中验案

张锡纯先生曰："傅青主治老妇血崩，用黄芪、当归各一两，桑叶十四片，煎汤送服三七细末三钱，甚效。又单用醋炒当归一两煎服，治血崩亦恒有效。是当归可用以活血，亦可用以止血，故其药原名'文无'，为其能使气血各有所归，而又名当归也。产后血脉淆乱，且兼有瘀血，故可谓产后良药。至川芎其香窜之性，虽甚于当归，然善升清阳之气。凡清阳下陷作寒热者，用川芎治之甚效，而产后又恒有此证。"

案例辨析二：

忆及 1981 年治一朋友之妻半夜生孩子后，出血不止，昏不知人，其平素即是血虚之体，且生育三胎皆为女孩，此次又因生下女孩，故体虚之人再加心情失望，以致出血不止。因时当半夜，农村离医院最近也有十余里，去医院恐来不及。其夫求为设法救之。思此病当急用参、芪、三七之类，但村中无药店。思之张锡纯前辈遇急证常用他药代之。我处幸有白术、白茯苓各数两，用二两急与之煎服，服后一小时许，病妇苏醒，血亦渐止，次晨用此方服数剂而安。

第三节　产后腹痛

师承切要

师承切要者，师承张锡纯先生"产后腹痛"论治之精要，以及自己领悟及运用张先生之学说及临床的心得体会，力求切中要点。书中活络效灵丹、温冲汤、"论时方生化汤"诸方论，从整体出发，辨证论治，找出病因为血虚、血瘀或热结，偏差有不荣而痛与不通而痛虚实两端。纠正偏差，临证用衡通法组方，视其所偏，用对证之方或对证之药一二味专攻其处，是为抓主证，又加补药以为之佐使，是以邪去正气无伤损。书中之既济汤、来复汤、升陷汤、理血汤诸方论，药物编中之山茱萸肉、当归、白芍、穿山甲、三七解等及医论、医话编中皆有论及，读者宜细读之，博览群书，于无字句处读书，触类旁通，有是证用是方，有是证用是药，不可拘于病名，用于治疗西医学之产后宫缩痛及产褥感染引起的腹痛。

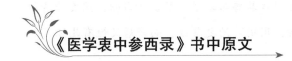

当归解

当归：味甘微辛，气香，液浓，性温。为生血、活血之主药，而又能宣通气分，使气血各有所归，故名当归。其力能升（因其气浓而温）、能降（因其味浓而辛），内润脏腑（因其液浓而甘），外达肌表（因其味辛而温）。能润肺金之燥，故《神农本草经》谓其主咳逆上气；能缓肝木之急，故《金匮》当归芍药散，治妇人腹中诸疼痛；能补益脾血，使人肌肤华泽；生新兼能化瘀，故能治周身麻痹、肢体疼痛、疮疡肿疼；活血兼能止血，故能治吐血、衄血（须用醋炒取其能降也），二便下血（须用酒炒取其能升也）；润大便兼能利小便，举凡血虚血枯、阴分亏损之证，皆宜用之。唯虚劳多汗、大便滑泻者，皆禁用。

李静讲记

本病血虚者治以养血益气，主药为当归、熟地黄、阿胶、人参，兼寒者合用桂枝、附子。血瘀型属实，主方用生化汤。北方人产后有病无病均主服用生化汤一二剂，以化其瘀血，不失为万全之策，然亦需辨证用之。血虚者，佐以养血益气法，兼寒者佐以温通之桂枝、附子法。热结型用活络效灵丹，加用桃仁、灵脂、银花、连翘，或径用大黄牡丹皮汤。

血虚者，虚多，然亦必有瘀，故以养血益气法，气血得养则瘀自散。血瘀者，化其瘀，佐以补药者，正气不致受伤也。热结者，因热致瘀而结，祛其热、攻其瘀则结自消。

然血虚者，不瘀何能虚？故养血益气方能化瘀，瘀化则虚方能愈，是为养正则积自除之理。生化汤治产后血脉空虚，风寒乘虚而入，血为寒凝，滞而成瘀，故需散寒祛瘀，是为祛邪以扶正。热结者，外邪之毒入里化热，热与血结，为热盛阴伤，瘀滞在里之征，此时切不可拘以产后宜温之说，当用急下存阴之法，邪去则正安是也。

释疑解难

案例辨析：

《医学衷中参西录》书中验案

同邑赵姓之妇，因临盆用力过甚，产后得寒热症，其家人为购生化汤二剂服之病顿愈。盖其临盆努力之时，致上焦清阳下陷，故产后遂发寒热，至服生化汤而愈者，全赖川芎升举清阳之力也。旬余寒热又作，其叔父某知医，往省视之，谓系产后瘀血为恙又兼受寒，于活血化瘀药中，重加干姜。数剂后，寒热益甚，连连饮水，不能解渴。当时仲夏，身热如炙，又复严裹浓被，略以展动即觉冷气侵肤。后仆诊视，左脉沉细欲无，右脉沉紧皆有数象，知其上焦清阳之气下陷，又为热药所伤也。从前服生化汤，借川芎升举之力而暂愈，然川芎能升举清阳，实不能补助清阳之气使之充盛，是以愈而又反复也。为疏方黄芪、玄参各六钱，知母八钱（时已弥月，故可重用凉药），柴胡、桔梗各钱半，升麻一钱，一剂而寒热已，又少为加减，服数剂痊愈。由是观之，川芎亦产后之要药也。吴鞠通、王士雄之言皆不可奉为定论。唯发热汗多者，不宜用耳。至包氏所定生化汤，大致亦顺适。唯限于四点钟内服完三剂，未免服药过多。每次冲入绍酒一两，其性过热，又能醉人，必多有不能任受者。仆于妇人产后用生化汤原方，加生怀山药数钱，其大便难者，加阿胶数钱，俾日服一剂，连服三日停止，亦必不致有产后病也。

学生曾泽林：产后腹痛证之轻者，一般皆不予医治，前人产后每用生化汤，现代有生化汤制剂可用，老师以为如何？

李静：此理可于张先生书中上述案例中辨出，此例赵姓妇，家人自购生化汤两剂病顿愈。以前懂中医产后常识的人每采用之，早已形成一种风气，此与现代人有懂中医者自购生化汤制剂服用者相同，无非是以前没有制成成药，但一般药店都有成方可供病家选用的。古人有胎前宜凉、产后宜温之说，故产后用生化汤应视为常法。而先生书中此案则始用之病愈，十余日后又发寒热，再用活血化瘀药重加干姜则不效，此即中医不论何病、何时，均需辨证论治之理，只用成方成法者，是胶柱鼓瑟也！辨证施治，用药需与病机息息相符为要，此也为我倡用衡通法之理。临证先用衡通法衡量之，视其所偏，纠而正之。实亦有是证用是法，有是证用是方、用是药之理也。此从张先生论可以辨出："仆于妇人产后用生化汤原方，加生怀山药数钱，其大便难者，加阿胶数钱，俾日服一剂，连服三日停止，亦必不致有产后病也。"

第四节　产后痉证

师承切要

师承切要者，师承张锡纯先生"产后痉证"论治之精要，以及自己领悟与运用张先生之学说及临床的心得体会，力求切中要点。书中之"和血熄风汤"、附方《医林改错》治产后风黄芪桃红汤、附方俗传治产后风方等诸方论治，从整体出发，辨证论治，找出病因为阴血亏虚或邪妻感染，偏差一是亡血伤津，筋脉失养；二是邪妻感染，直窜筋脉。纠正偏差，抓主证，临证用衡通法组方，视其所偏，用对证之药一二味专攻其处，又加补药以为之佐使，是以邪去正气无伤损。书中之山萸肉、蜈蚣、全蝎、当归、黄芪、人参解等及医论、医话编中皆有论及，读者宜细读之，博览群书，于无字句处读书，触类旁通，有是证用是方，有是证用是药，不可拘于病名，用于治疗西医学之产后搐搦症、产后破伤风。

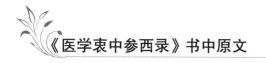
《医学衷中参西录》书中原文

和血熄风汤

治产后受风发搐。

当归一两，生黄芪六钱，真阿胶四钱（不炒），防风三钱，荆芥三钱，川芎三钱，生杭芍二钱，红花一钱，生桃仁钱半（带皮尖捣）。

李静讲记

中医妇科学论治阴血亏虚型与邪毒感染型是论其常，阴血亏虚型治法为滋阴养血，柔肝息风。方用三甲复脉汤加味，邪毒感染型治法以解毒镇痉，理血祛风，方用五虎追风散。

张锡纯先生之和血熄风汤是论其变。张先生之和血熄风汤治产后受风发搐即此病之"产后痉证"，方论曰："此方虽治产后受风，而实以补助气血为主。盖补正气，即所以逐邪气，而血活者，风又自去也（血活风自去方书成语）。若产时下血过多或发汗过多，以致发搐者，此方仍不可用，为其犹有发表之药也，当滋阴养血，以荣其筋，息其内风，其搐自止。若血虚而气亦虚者，又当以补气之药辅之。而补气之药以黄芪为最，因黄芪不但补气，实兼能治大风也（《神农本草经》谓黄芪主大风）。"

读张先生此论，当明白产后痉证之虚者，阴血亏虚当用滋阴养血药以柔肝息风，张先生论和血熄风汤中之防风、荆芥则不符，故说若产时下血过多或发汗过多，以致发搐者，此方仍不可用，为其犹有发表之药也。

于无字句处读书，则阴血亏虚者，用对证之药一二味以攻病，则地

第七章　产后病

黄、阿胶当为主药，而痉者，风也，故当重用山萸肉以补肝柔筋以息风止痉。气虚者黄芪可重用，人参也可用。邪毒感染型用五虎散类定风止痉药，虚者仍需合用益气养血之药。定风止痉类药以全蝎、蜈蚣为首选，若为破伤风，则南星、僵蚕、蝉蜕及蛇类药当重用之。

祛风先行血，血行风自灭，是指体未虚，实证之风，体若虚则不宜。故本病辨虚实极为重要。舌淡红、苔少或无苔、脉细无力是阴血亏损，舌淡苔白润为气虚。苔薄白、脉浮而弦为邪毒感染，进而邪毒入里，直犯筋脉，筋脉拘急，则项背强直，角弓反张。用衡通定风汤疏通气血，血行则风易定是也。临证视其偏差，虚加萸肉，气虚加参、芪，偏虚寒加桂、附，热加地龙、蝉蜕、羚羊角，风寒加乌梢蛇。

衡通定风汤

当归、川芎、桃仁、红花、赤芍、柴胡、川牛膝、枳壳、桔梗、炙甘草、生地黄、炮山甲、三七粉（药汁送服下）各10克，炒僵蚕10克，全蝎10克，大蜈蚣3条。虚脱加山萸肉30克或更多；气虚加党参、黄芪各30克；偏热加蝉蜕、地龙各10克，羚羊角丝6克；偏虚寒加桂、附各12克；偏风寒重加乌梢蛇30克，水煎服。

释疑解难

案例辨析：
《医学衷中参西录》书中案例

朱姓妇，产后旬余，甚平顺。适伊芳弟来视，午后食煮包一大碗，伊芳弟去后，竟猝然昏倒，四肢抽搐，不省人事。延为诊视，六脉皆伏。当系产后五内空虚，骤而饱食填息，胸中大气不能宣通，诸气亦因之闭塞，故现此证。取药不及，急用点天突穴及捏结喉法，又用针刺十宣及少商穴，须臾咳吐稠痰若干，气顺腹响，微汗而愈。

学生曾泽林：本病血虚型相当于西医的产后搐搦症，感染邪毒型相当于西医产后破伤风。后者病情变化迅速，若治不及时，常可危及产妇生命。此二者辨证要领是什么？

李静：血虚生风者，用扶正法，益气养血，其风自止。感染邪毒者需辨虚实，虚者用扶正祛邪法，养正则积自除。实者用祛邪以安正法，邪去则正安是也。用衡通法衡量之，则用衡通定风汤法。衡通汤属动药，虚者量宜轻，补益之药属静药，故宜重用之。再用衡通法找出偏差，用对证之药以攻病，用药与病机息息相符为要。

第五节　产后发热

师承切要

师承切要者，师承张锡纯先生"产后发热"论治之精要，以及自己领悟与运用张先生之学说及临床的心得体会，力求切中要点。书中之"滋阴清胃汤"、白虎加人参汤以玄参代知母诸方论治，从整体出发，辨证论治，找出病因有感染邪毒、外感、血虚、血瘀，偏差为正邪交争，阴血骤虚，阳气外散，败血停滞，营卫不通。纠正偏差，抓主证，临证用衡通法组方，视其所偏，用对证之方或对证之药一二味专攻其处，又加补药以为之佐使，是以邪去正气无伤损。书中之既济汤、来复汤、升陷汤、理血汤诸方论，药物编中之羚羊角、生石膏、白茅根、人参、黄芪、玄参解等及医论、医话编中皆有论及，读者宜细读之，博览群书，于无字句处读书，触类旁通，有是证用是方，有是证用是药，不可拘于病名，用于治疗西医学之产褥感染。

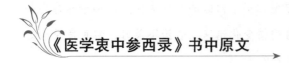

《医学衷中参西录》书中原文

滋阴清胃汤

治产后温病，阳明府实，表里俱热者。

玄参两半，当归三钱，生杭芍四钱，甘草钱半，茅根二钱。

上药五味，煎汤两盅，分二次温服，一次即愈者，停后服。

产后忌用寒凉，而温热入阳明府后，又必用寒凉方解，因此医者恒多束手。不知石膏、玄参《神农本草经》皆明载治产乳。是以热入阳明之重者，可用白虎加人参以山药代粳米汤，更以玄参代知母。其稍轻者，治以此汤，皆可随手奏效。愚用此两方，救人多矣。临证者当笃信《神农本草经》，不可畏石膏、玄参之寒凉也。况石膏、玄参，《神农本草经》原皆谓其微寒，并非甚寒凉之药也。

李静讲记

中医妇科学论治产后发热，辨证论治诸法是为论其常，于无字句处读书，可明白外感风寒者，注意养血扶正以治其外感。感染邪毒需辨其邪之寒热，伤于寒者，用伤寒法，伤于热者，用温病法，故有急下存阴法用大黄牡丹皮汤与清营汤之别。若壮热不退、神昏谵语者，可配服安宫牛黄丸或紫雪丹等。

读《医学衷中参西录》，用张锡纯先生法为变法。而且需明白张先生论治此证之理念，张先生治此产后发热每注意其有无外感，若有外感之热必用生石膏，且必加用人参，并用白虎加人参汤时，倡用生山药代粳米，玄参代知母，大剂煎汤分服，以免寒凉伤正。是为立于不败之地之法也。

释疑解难

案例辨析：

《医学衷中参西录》书中案例

本村张氏妇，得温病，继而小产，犹不以为意。越四五日，其病大发。遍请医生，均谓瘟病小产，又兼邪热太甚，无方可治。其夫造门求为延医。生至其家，见病患目不识人；神气恍惚；渴嗜饮水，大便滑泻；脉数近八至，且微细无力；舌苔边黄中黑，缩不能伸。为其燥热，又兼滑泻，先投以滋阴清燥汤，一剂泻止，热稍见愈。继投以大剂白虎加人参以山药代粳米汤，为其产后，以玄参代知母，为其舌缩脉数，阴分大亏，又加枸杞子、生地黄。煎汤一大碗，调入生鸡子黄三枚，分数次徐徐温饮下。精神清爽，舌能伸出，连服三剂痊愈。

友人毛某曾治一少妇，产后十余日，周身大热，无汗，心中热，而且渴。延医调治，病势转增。甚属危急。毛某诊其脉，甚洪实，舌苔黄而欲黑，撮空摸床，内风已动。治以生石膏三两，玄参一两，野台参五钱，甘草二钱。为服药多呕，取竹皮大丸之义，加竹茹二钱，煎汤一大碗，徐徐温饮下，尽剂而愈。观此案，则外感之热，直如燎原，虽在产后，岂能从容治疗乎？孙思邈曰：智欲圆而行欲方，胆欲大而心欲小。世俗医者，遇此等证，但知心小，而不知胆大。岂病患危急之状，漠不关于心乎？

学生李洪波：产后发热用白虎加人参汤愈之的用药理念是什么？

李静：此二例一为温病小产，一为产后伤寒，一虚一实，皆以大剂白虎加人参以山药代粳米汤，为其产后，以玄参代知母加减愈之。此乃有是病用是法，有是证用是方之理也。例一病温在先，阴液耗损，故属虚。例二产后感邪入里，然脉洪实是内风已动，而所用之药皆注意顾护其阴，此即张锡纯先生用白虎加人参汤变通之法，实则为立于不败之地之法也！

早年我在农村行医时屡遇此类证，后来随着时代的发展，接触渐少，故张先生书中二案以示之，以证先生书中可信之处也。

第六节　产后身痛

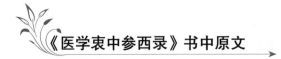

师承切要

师承切要者，师承张锡纯先生"产后身痛"论治之精要，以及自己领悟与运用张先生之学说及临床的心得体会，力求切中要点。书中活络效灵丹、活络祛寒汤与治气血瘀滞肢体疼痛诸方论治，从整体出发，辨证论治，找出病因为血虚、血瘀、外感，偏差为产后营血亏虚或风寒湿邪稽留，纠正偏差，抓主证，临证用衡通法组方，视其所偏，用对证之方或对证之药一二味专攻其处，又加补药以为之佐使，是以邪去正气无伤损。书中药物编中之山萸肉、黄芪、当归、附子、桂枝、乳香、没药、穿山甲、三七解等及医论、医话编中皆有论及，读者宜细读之，博览群书，于无字句处读书，触类旁通，有是证用是方，有是证用是药，不可拘于病名，用于治疗西医学之风湿、类风湿引起的关节痛。

《医学衷中参西录》书中原文

活络祛寒汤

治经络受寒，四肢发搐，妇女多有此证。

生黄芪五钱，当归四钱，丹参四钱，桂枝尖二钱，生杭芍三钱，生明乳香四钱，生明没药四钱，生姜三钱，寒甚者，加干姜三钱。

证寒在经络，不在脏腑。经络多行于肌肉之间，故用黄芪之温补肌肉者为君，俾其形体壮旺，自能胜邪。又佐以温经络、通经络诸药品，不但能祛寒，且能散风，此所谓血活风自去也。风寒既去，血脉活泼，其搐焉有不止者乎？

李静讲记

张锡纯先生论治此证，多用疏通气血之法，书中有治气血瘀滞肢体疼痛诸方，虚者加用补益之药，寒则加用温通之药，总以令其气血通畅为大法。

如此论之，则此证需首辨致痹之因与寒热虚实。故衡通止痛汤为找出偏差，纠而正之之法也。临证用衡通法来衡量之，用对证之方或对证之药以攻病，衡通止痛汤为主方，佐以补药以治其虚，风因致虚者得补药则风易祛之，风寒湿热致瘀诸证随证施治可也。

衡通止痛汤

当归、川芎、桃仁、红花、赤芍、柴胡、川牛膝、枳壳、桔梗、生地黄、乳香、没药、三七粉（药汁送服下）各10克，炮山甲、皂角刺各12克，生白芍、炙甘草、山萸肉各30克，水煎服。

释疑解难

案例辨析：

《医学衷中参西录》书中案例

东海渔家妇，产后三日，身冷无汗，发搐甚剧。时愚游海滨，其家人造寓求方。其地隔药局甚远，而海滨多产麻黄，可以采取。遂俾取麻黄一握，同鱼鳔胶一具，煎汤一大碗，乘热饮之，得汗而愈。用鱼鳔胶

者，亦防其下血过多，因阴虚而发搐，且以其物为渔家所固有也。

学生曾泽林： 每见老师治风湿病用衡通止痛汤与桂芍知母汤而取佳效，然产后身痛是否也可用此论点辨证施治，老师用此二方每收良效的运用要点是什么呢？

李静： 有是证用是方、用是药乃中医之精髓，产后宜温也是中医之经验。为何？产后失血而虚故也。衡通汤加止痛之药是活血养血，可根据其气血盛衰辨证用药，气虚者重用参芪，血虚者重用阿胶、熟地黄。有风寒湿热可用桂芍知母汤随证施治，但需注意产后不可过用寒凉之戒，张锡纯先生每用玄参代知母、山药代粳米即是此意，读者宜细细领会为要。

张先生此案例即用麻黄解其风寒之表，用鱼鳔胶补养其血，实亦为有是证用是法之理也！

第七节　恶露不绝

师承切要

师承切要者，师承张锡纯先生"恶露不绝"论治之精要，以及自己领悟与运用张先生之学说及临床的心得体会，力求切中要点。书中之固冲汤、内托生肌散诸方论治，从整体出发，辨证论治，找出病因为气虚冲任不固，或血热损伤冲任，或血瘀冲任，血不归经，偏差为冲任不固，恶露乃血所化，出于胞中而源于血海，纠正偏差，抓主证，临证用衡通法组方，视其所偏，用对证之方或对证之药一二味专攻其处，又加补药以为之佐使，是以邪去正气无伤损。书中之活络效灵丹、升陷汤、理血汤诸方论，药物编中之当归、人参、黄芪、鸡内金、三棱、莪术、炮山甲、三七、茜草、海螵蛸解及医论、医话编中皆有论及，读者宜细读之，博览群书，于无字句处读书，触类旁通，有是证用是方，有是证用是药，不可拘于病名，用于治疗西医学之产后晚期出血。

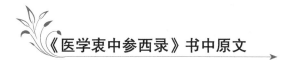

《医学衷中参西录》书中原文

内托生肌散

治瘰疬疮疡破后，气血亏损不能化脓生肌。或其疮数年不愈，外边疮口甚小，里边溃烂甚大，且有串至他处不能敷药者。

生黄芪四两，甘草二两，生明乳香一两半，生明没药一两半，生杭芍二两，天花粉三两，丹参一两半。

上七味共为细末，开水送服三钱，日三次。若将散剂变作汤剂，须先将花粉改用四两八钱，一剂分作八次煎服，较散剂生肌尤速。

李静讲记

中医妇科学论治数法皆常法，师用张锡纯先生论治外科方之内托生肌散，方名虽为治外科方，然其可治内科、外科、妇科之气虚所致诸证。

于无字句处读书，触类旁通，则张先生此内托生肌散方论可用治此恶露不绝证，且可治剖腹产后子宫切口裂开、会阴撕裂缝合术后出血、子宫黏膜下肌瘤或产后子宫滋养细胞肿瘤所致阴道出血诸证。气虚者，方中黄芪重用之；血热者，天花粉可重用之；血瘀者，乳香、没药重用之即可，颇合虚者补之、瘀者攻之、热者清之的原则，贵在灵活运用也。此即张先生论用对证之药一二味以攻病，佐以补药论点之可贵之处也！

如此论之，气虚者，主用黄芪，可加山萸肉。血热者，主药天花粉，可加生地榆。血瘀者，主药乳香、没药，又有丹参之活血以开通之，是为补而不滞，用天花粉、白芍以凉润之，是为补而不热。乳香、没药、甘草化腐解毒，实为立于不败之地之法也！

尤其可贵的是，先生论内托生肌散方若变散剂为汤剂，天花粉必加重者，诚以黄芪煎之则热力增，天花粉煎之则凉力减，故必加重而其凉热之力始能平均相济也。一味药物的运用，尚且如此推敲至详至备，真可谓用药至炉火纯青之境界也。

释疑解难

案例辨析：

《医学衷中参西录》书中案例

在女子有因外感之热内迫，致下血不止者，亦可重用白虎加人参汤治之。邻村李氏妇，产后数日，恶露已尽，至七八日，忽又下血。延医服药，二十余日不止，其脉洪滑有力，心中热而且渴。疑其夹杂外感，询之身不觉热，舌上无苔，色似微白，又疑其血热妄行，投以凉血兼止血之药，血不止而热渴亦如故。因思此证实夹杂外感无疑，遂改用白虎加人参汤，方中生石膏重用三两，更以生山药代粳米煎汤三盅，分三次温饮下，热渴遂愈，血亦见止，又改用凉血兼止血之药而愈。

学生曾泽林： 产后此病临证多为气虚、血虚、血瘀。感染即中医之外感热入血室，观张锡纯先生此案即知，而用白虎加人参汤，重用生石膏三两而愈。请教老师，中医之白虎加人参汤与西医之抗生素液体疗法的区别点在哪里，因现代人病此多采用西医法。

李静： 产后病此证中医每用生化汤变通治之，然临证若遇外感，当有是证用是法，不可拘于产后宜温之说。西医于感染用抗生素较中药辨证施治便捷，故现代人多采用之。然中西理念不同，故治疗方法也不同。然此也为中西结合之长处，用西药抗生素治其标，中药辨证论治治其本未尝不可，至少中药有益气养血活血之功，此即西医不能辨出气虚、血虚、血瘀皆可令恶露不绝的道理。与西医之纯清热消炎之治法相比，中医具有明显的长处，此亦为现代中医所必须面对的，即西医对症治疗，表面现象消除了，而气血瘀滞、血行凝滞是难免的。中医辨证先辨虚实寒热，凡可攻者，当属实证，凡不可攻者，便为虚证。气行则血行，气滞则血滞，气虚则血行无力，血虚则气失所养，外邪反而容易感染故也。

第八节　产后小便不通

师承切要

师承切要者，师承张锡纯先生"产后小便不通"论治之精要，以及自己领悟与运用张先生之学说及临床的心得体会，力求切中要点。书中之升麻黄芪汤、宣阳汤、济阴汤、温通汤、白茅根汤与治淋浊诸方论治，从整体出发，辨证论治，找出病因为气虚、肾虚、气滞、血瘀。偏差为膀胱气化不利，小便不通。纠正偏差，抓主证，临证用衡通法组方，视其所偏，用对证之方或对证之药一二味专攻其处，又加补药以为之佐使，是以邪去正气无伤损。书中之既济汤、来复汤、升陷汤、理血汤诸方论，药物编中之白茅根、白芍、阿胶、鸡内金、黄芪、当归、穿山甲、三七解等及医论、医话编中皆有论及，读者宜细读之，博览群书，于无字句处读书，触类旁通，有是证用是方，有是证用是药，不可拘于病名，用于治疗西医学之产后尿潴留。

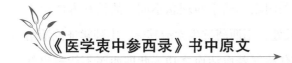

《医学衷中参西录》书中原文

升麻黄芪汤

治小便滴沥不通。偶因呕吐咳逆，或侧卧欠伸，可通少许，此转胞也。用升提药，提其胞而转正之，胞系不了戾，小便自利。

生黄芪五钱，当归四钱，升麻二钱，柴胡二钱。

李静讲记

中医妇科学之论可视为常法，张锡纯先生论治小便滴沥不通，偶因呕吐咳逆，或侧卧欠伸，可通少许，此转胞也。用升提药，提其胞而转正之，胞系不了戾，小便自利。主用升麻黄芪汤是为变法，张先生书中诸多论点可用于此病。于无字句处读书，触类旁通之，用对证之药一二味以攻病之论，则可理解为，方中用黄芪可益气治气虚之证，当归活血可治血瘀证，升麻、柴胡可治气滞，若有阴虚不能化阳者，可加用白茅根、白芍、阿胶。从整体出发，辨证施治，有是证用是法，有是证用是药是也。

释疑解难

案例辨析：

《医学衷中参西录》书中验案

一妇人，产后小便不利，遣人询方。俾用生化汤加白芍，治之不效，复来询方。言有时恶心呕吐，小便可通少许。愚恍悟曰，此必因产时努力太过，或撑挤太甚，以致胞系了戾，是以小便不通。恶心呕吐，则气机上逆，胞系有提转之势，故小便可以稍通也。遂为拟此汤，一剂而愈。

三焦之气化不升则不降，小便不利者，往往因气化下陷，郁于下焦，滞其升降流行之机也。故用一切利小便之药不效，而投以升提之药恒多奇效。是以拙拟此汤，不但能治转胞，并能治小便癃闭也。古方有但重用黄芪，治小便不利，积成水肿者（参阅陆定圃《冷庐医话》）。

水肿之证，有虚有实，实者似不宜用黄芪。然其证实者甚少，而虚者居多。至其证属虚矣，又当详辨其为阴虚阳虚，或阴阳俱虚。阳虚者气分亏损，可单用、重用黄芪。阴虚者其血分枯耗，宜重用滋阴之药，兼取阳生阴长之义，而以黄芪辅之。至阴阳俱虚者，黄芪与滋阴之药，可参半用之。医者不究病因，痛诋为不可用，固属鲁莽，至其连用除湿猛剂，其鲁莽尤甚。盖病至积成水肿，即病因实者，其气血至此，亦有亏损。猛悍药，或一再用犹可。若不得已而用至数次，亦宜以补气血之药辅之。况其证原属重用黄芪治愈之虚证乎。至今之医者，对于此证，纵不用除湿猛剂，亦恒多用利水之品。不知阴虚者，多用利水之药则伤阴；阳虚者，多用利水之药亦伤阳。夫利水之药，非不可用，然贵深究其病因，而为根本之调治，利水之药，不过用作向导而已。

学生曾泽林：中医妇科学将此病分型论治有气虚、肾虚、气滞、血瘀，而老师之衡通诸汤以疏通气血为法，用对证之药抓主证以攻病，随证施治，为简捷扼要之法。而且老师常用有形之结与无形之结来论治，有因虚致瘀结者，有因瘀结致虚者，临证运用得法，进退自如，实属由博返约之极高境界。请教老师此境界是不是从张锡纯先生论中悟出来的呢？

李静：然。张先生之十全育真汤、理冲汤、活络效灵丹、内托生肌散等大多含兼备法寓其中，其理论攻补兼施，所以自谓立于不败之地之法是也。张先生虽未说明是衡通法，然其论中说王清任之诸逐瘀汤可统治百病即是此理，其在十全育真汤、理冲汤方中论之甚详，医者宜细细领会之。

第九节　缺　乳

师承切要

　　师承切要者，师承张锡纯先生"缺乳"论治之精要，以及自己领悟与运用张先生之学说及临床的心得体会，力求切中要点。书中"滋乳汤"论治，从整体出发，辨证论治，找出病因为气血虚弱、肝气郁滞。偏差一为化源不足，二为瘀滞不行。纠正偏差，抓主证，临证用衡通法组方，视其所偏，用对证之方或对证之药一二味专攻其处，又加补药以为之佐使，是以病去正气无伤损。书中之理冲汤、十全育真汤、既济汤、来复汤、升陷汤、理血汤诸方论，药物编中之黄芪、当归、鸡内金、三棱、莪术、穿山甲解等及医论、医话编中皆有论及，读者宜细读之，博览群书，于无字句处读书，触类旁通，有是证用是方，有是证用是药可也。

《医学衷中参西录》书中原文

滋乳汤

　　治少乳。其乳少由于气血虚或经络瘀者，服之皆有效验。

　　生黄芪一两，当归五钱，知母四钱，玄参四钱，穿山甲二钱（炒捣），路路通大者三枚（捣），王不留行四钱（炒）。用丝瓜瓤作引，无者不用亦可。若用猪前蹄两个煮汤，用以煎药更佳。

🌸 李静讲记

本证从中医四诊辨证，虚者补之兼以疏通，实者疏通兼以补之，找出偏差，纠而正之。气血虚弱者补气养血，佐以通乳。肝气郁滞者，疏肝解郁，佐以四物汤，活络通乳为常法。张先生之滋乳汤，益气活血，滋阴通络，佐以猪蹄以滋阴增液，为变通论治之兼备法也。此即张先生用对证之药一二味以攻病之论述之具体运用之方也。

释疑解难

案例辨析一：

范姓女，28岁，产后乳少。视其舌淡苔白腻，脉弦，辨证属风湿导致气血瘀滞。方用温通散结汤：

当归、皂角刺、生山楂、玄参各30克，桂枝、炙甘草各10克，炮山甲12克。3剂，水煎服。

案例辨析二：

戴姓女，32岁，产后乳少。舌淡，苔白薄润滑，脉无力。食少，纳呆，辨证属气血两虚，脾虚。处以香砂六君子汤重用党参、白术、茯苓各30克，加皂角刺、当归、黄芪、生山药各30克，炮山甲12克，3剂则效，6剂愈。

学生李洪波：缺乳有虚有实，实者疏通气血，通其瘀滞愈之速，虚者补益气血兼以通其瘀滞愈之缓。然只看书本知识很难在临证时辨清虚实与虚中夹实，故跟师临证极为重要，老师常验舌辨脉，辨证论治指导学生，是为既可意会，又可言传之理。此证例一属实故愈之速也，例二属虚故愈之缓，实皆为用衡通法来衡量之，找出偏差纠而正之之法。观生活中每见有诸多因缺乳而令小儿长期服用奶粉者，难道她们就不想治之吗？

李静：国人之素质如此，积习难改也。病缺乳者，每认为不是什么大病，只想用简单的方药治之，不愈则放弃治疗。有畏药苦难服者，有治之不效则停服药者。临床上每见病人用成方治之，有只服通草即想愈病者，有滥服猪蹄与鱼头汤试图愈病者。其不知只服单方如通草者是病重药轻，服猪蹄汤不效者多为气滞血瘀偏实之人，若体虚者服之当有效，而体虚者如果只服炮山甲、王不留行也只能是小有成效而不能痊愈即是此理。如能明白因虚致瘀滞不通者当用多补少通法，因气滞血瘀至乳汁不通者用疏通之法，则世上无缺乳之病也。

第八章　妇科杂病

第一节　不孕症

　　师承切要者，师承张锡纯先生"不孕症"论治之精要，以及自己领悟与运用张先生之学说及临床的心得体会，力求切中要点。书中治女科方中之温冲汤、理冲汤及丸、理饮汤、理痰汤、资生通脉汤诸方论治，从整体出发，辨证论治，找出病因为肾虚、肝郁、痰湿、血瘀等类型。偏差为肾气不足，冲任气血失调，纠正偏差，抓主证，临证用衡通法组方，视其所偏，用对证之方或对证之药一二味专攻其处，又加补药以为之佐使，是以邪去正气无伤损。书中之资生汤、十全育真汤、醴泉饮、既济汤、来复汤、升陷汤、理血汤诸方论，药物编中之山药、当归、附子、鹿角胶、人参、黄芪、鸡内金、三棱、莪术、穿山甲、三七解等及医论、医话编中皆有论及，读者宜细读之，博览群书，于无字句处读书，触类旁通，有是证用是方，有是证用是药方可。

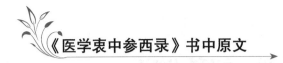

《医学衷中参西录》书中原文

温冲汤

治妇人血海虚寒不育。

生山药八钱，当归身四钱，乌附子二钱，肉桂二钱（去粗皮后入），补骨脂三钱（炒捣），小茴香二钱（炒），核桃仁二钱，紫石英八钱（研），真鹿角胶二钱（另炖，同服，若恐其伪可代以鹿角霜三钱）。

人之血海，其名曰冲。在血室之两旁，与血室相通。上隶于胃阳明经，下连于肾少阴经。有任脉以为之担任，督脉为之督摄，带脉为之约束。阳维、阴维、阳跷、阴跷，为之拥护，共为奇经八脉。此八脉与血室，男女皆有。在男子则冲与血室为化精之所，在女子则冲与血室实为受胎之处。《内经·上古通天论》所谓"太冲脉盛，月事以时下，故有子"者是也。是以女子不育，多责之冲脉。郁者理之，虚者补之，风袭者祛之，湿胜者渗之，气化不固者固摄之，阴阳偏胜者调剂之。冲脉无病，未有不生育者。而愚临证实验以来，凡其人素无他病，而竟不育者，大抵因相火虚衰，以致冲不温暖者居多。因为制温冲汤一方。其人若平素畏坐凉处，畏食凉物，经脉调和，而艰于生育者，即与以此汤服之。或十剂或数十剂，遂能生育者多矣。

李静讲记

中医妇科学论治此证数法为常法，分为肾虚、肝郁、痰湿、血瘀四型。张先生论治此证之温冲汤、理冲汤及丸、理饮汤、理痰汤、资生通脉汤诸方论治为变通之法。

临证多见者则为气血瘀滞兼有所偏者，故每用衡通法疏通气血，每用衡通汤为主方。肾气虚者益其肾气，方用衡通益气汤加鹿角胶；肾阴虚者方用衡通固阴汤；肝郁者，疏肝解郁，方用衡通理冲汤；痰湿型用衡通理痰汤；血瘀者用衡通汤。

衡通益气汤

当归、川芎、桃仁、红花、赤芍、柴胡、川牛膝、枳壳、桔梗、炙甘草、生地黄、炮山甲、三七粉（药汁送服下）各10克，人参、黄芪各12克，山萸肉、生山药各30克，水煎服。

衡通固阴汤

生地黄、玄参各24克，麦冬、阿胶、白芍各18克，生山药、山萸肉各30克，羚羊角丝3克，水煎服。衡通散每服6～10克，日2次。

衡通理冲汤

人参、黄芪、生鸡内金、三棱、莪术、白术、炮山甲、三七粉（药汁送服下）、炙甘草各10克，知母、天花粉各12克，山萸肉18克，水煎服。

衡通理痰汤

当归、川芎、桃仁、红花、赤芍、柴胡、川牛膝、枳壳、桔梗、炙甘草、生地黄、炮山甲、三七粉（药汁送服下）各10克，半夏、皂角刺、滑石各18克，茯苓30克，水煎服。

衡通汤

当归、川芎、桃仁、红花、赤芍、柴胡、川牛膝、枳壳、桔梗、炙甘草、生地黄、炮山甲、三七粉（药汁送服下）各10克。气虚者可加人参、黄芪各12克，热加黄芩10克、黄连3克，寒加桂枝、附子各12克，有风证可加蝉蜕、地龙、全蝎各10克，蜈蚣3条，水煎服。

释疑解难

案例辨析一：

学生周进友之表嫂，婚后曾有生育，后因故欲再生育，然五年来久治未果，于2007年春节后请予以诊治。视其舌淡紫，苔白腻滑，脉弦滞。询其月经正常，西医检查正常，数年来经医均未能愈，辨证属无形之风湿导致气机瘀结，治以衡通温通汤：

当归、川芎、桃仁、红花、赤芍、柴胡、川牛膝、枳壳、桔梗、炙甘草、生地黄、炮山甲、三七粉（药汁送服下）、桂枝各10克，白芍18克，黑附片、生姜、皂角刺各12克，水煎服，嘱服一个月。

服此方开始数日即腹痛腹泻，来电询问，告知无妨，是药力将体内瘀结之浊物驱逐的结果，等体内堵塞之瘀结消散自然不会再泻，五日后痛泻均止。服至二十日即停药，去医院检查为妊娠阳性，于年底生一男孩。

案例辨析二：

学生李洪波之朋友高姓女，婚后两年未孕，以乳腺囊性增生疼痛，且合并有胆结石，于2007年4月来诊。自诉性情急躁，经前乳房胀痛，小腹胀，经来量多色鲜多年，现因乳房胀痛难忍与右胁疼痛发作频繁来诊，诉说一直想要孩子，故心情性情均不好，每易急躁动怒，十分苦恼。视其舌紫，舌尖有红紫斑点高出舌面，舌中有裂纹，苔薄白腻，脉弦数。辨证属有形之结之轻者，气血瘀滞夹瘀结之热，肝胆瘀热，处以衡通清毒汤减羚羊角：

当归、川芎、桃仁、红花、赤芍、柴胡、川牛膝、枳壳、桔梗、炙甘草、生地黄、炮山甲、三七粉（药汁送服下）各10克，金银花、生石膏、白茅根、滑石、升麻各30克，连翘12克，水煎服。

此方服一月，乳房胀痛减，胁肋疼痛仍有发作，上方加五味黄连汤，患者畏苦，乃令其研末，装入1号空心胶囊，每日服12粒。

三诊诉诸痛皆大减，偶有隐痛发作。视其舌尖之红紫斑点消散大半，改服衡通汤与五味黄连解毒汤改胶囊法，又服一月，诸症皆愈。随于下月即孕，来电告知，表示感谢，后又介绍病人来诊，知其已快临产。

学生李洪波：我的朋友杨经理夫人以乏力、困倦、眠差、纳呆来诊，老师辨其舌紫舌尖有红紫斑，认定其属气血瘀滞偏虚夹热，与服衡通理阴散一个月量，其药服至二十余日即孕，后出现妊娠恶阻、腹痛、感冒咳嗽等，皆由老师验舌辨脉，处方服之即愈。其深悔前药未多服即孕，体质差屡出毛病而仍需服药，而且主方仍不离衡通理阴汤之大法。我之外侄女从汉中来求治，其已怀孕两次，第一次是因故流产，后患卵巢囊肿手术后又复发，后又久治方得愈，老师视其舌脉与体质形态，即告知其体过虚，即便怀孕恐怕也难以保全，处以衡通理冲汤方。因其经期已至而未来，去医院检验已孕，老师处以寿胎丸方加味令其多服，然其以为既已怀孕何用再服，故至一月后终因胎萎不长而不得不流产。老师仍令其服衡通理冲汤，嘱其先不要怀孕，将身体调理好方可无虞，然其又未听从老师之语，服将一月又即怀孕，复来电告知，此次方始听话，与其仍处上方寿胎丸加味方服，可证病家医理不明之短，又证明老师之衡通之法，找出偏差纠而正之之法之可贵也。

第二节　子宫脱垂

师承切要

师承切要者，师承张锡纯先生"子宫脱垂"论治之精要，以及自己领悟与运用张先生之学说及临床的心得体会，力求切中要点。书中升肝舒郁汤、升陷汤诸方论治，从整体出发，辨证论治，找出病因有气虚、肾虚。偏差为冲任不固，提摄无力。纠正偏差，抓主证，临证用衡通法组方，视其所偏，用对证之方或对证之药一二味专攻其处，又加补药以为之佐使，是以邪去正气无伤损。书中之十全育真汤、既济汤、来复汤诸方论，药物编中之山萸肉、黄芪、当归、川芎解等及医论、医话编中皆有论及，读者宜细读之，博览群书，于无字句处读书，触类旁通，有是证用是方，有是证用是药，论治子宫脱垂。

《医学衷中参西录》书中原文

升肝舒郁汤

治妇女阴挺，亦治肝气虚弱，郁结不舒。

生黄芪六钱，当归三钱，知母三钱，柴胡一钱五分，生明乳香三钱，生明没药三钱，川芎一钱五分。

肝主筋，肝脉络阴器，肝又为肾行气。阴挺自阴中挺出，形状类筋之所结。病之原因，为肝气郁而下陷无疑也。故方中黄芪与柴胡、芎并用，补肝即以舒肝，而肝气之陷者可升。当归与乳香、没药并用，养肝即以调肝，而肝气之郁者可化。又恐黄芪性热，与肝中所寄之相火不宜，故又加知母之凉润者，以解其热也。

李静讲记

中医妇科学论气虚型用补中益气汤加枳壳，肾虚型用大补元煎加鹿角胶、升麻、枳壳，继发感染者加用黄柏、苍术、土茯苓、车前子等清热利湿药，重者可选用龙胆泻肝汤加减是论其常，张先生论用升肝舒郁汤是论变法。于无字句处读书，当可理解为，张先生之升肝舒郁汤可补其肝，解其郁，通其瘀，实为兼备法也。触类旁通之，则此方可用于气虚型，重用黄芪益气即可，又可用于肾虚型，加鹿角胶即可。张先生主张用对证之药一二味以攻病者，抓主证也。久病必有瘀，非止虚也！此病气虚与肾虚是因，气血瘀滞是果。故先生方中用当归、川芎、乳香、没药即是治其气血瘀滞，用少量柴胡者，升提其气也！理气药未重用者，恐耗其气是也！

释疑解难

案例辨析：

赖姓女，短气，便结，子宫脱垂数年，久治不效。面黄白，消瘦，舌红紫苔薄，脉细。短气便结者，肺阴虚内燥而致，肺与大肠相表里。肺阴虚则肠燥，故短气便结。子宫脱垂者，肾气虚也。五行相生金生水，肺属金，肾属水，肺为肾之母。肺气虚甚故子宫脱垂，为母病及子，治用张先生之升陷汤加味，方用黄芪、知母、山萸肉、生山药、枸杞子、升麻、桔梗、炮山甲、人参。此即金水相生法，即滋养肺（金）肾（水）阴虚的治疗方法，适用于肺虚不能输布津液以滋肾，或肾阴不足，精气不能上滋于肺，而致肺肾阴虚者。

学生江植成： 此证颇为复杂，老师诊为肺阴虚内燥，短气，便结，子宫脱垂。而用张锡纯之升陷汤加味，其中有深义。然加用炮山甲是何用意？还有，请老师讲述一下此证之预后。

李静： 治病首分阴阳，此病辨为阴虚甚明。此证为一同事牙科医生之夫人，广东人素体阴虚内燥，故此证阴虚内燥气陷当属无疑。气短者肺气虚也，肺与大肠相表里，肺气虚则肠内干燥故便结，五行相生金生水，肺阴气虚故肾水肾气亦虚。如此恶性循环，肾水不足则肺更虚而燥。子宫脱垂亦为气虚无疑。然则张先生倡大气下陷一说，且书中论述多而且详。故治此证当首选张先生之升陷汤，以升补其肺气，因其阴虚，故当滋其阴。方中加入人参、枸杞子、生山药即是此意。加炮山甲者，久病必有瘀也，于大滋真阴补气之方中加用炮山甲即可令诸滋阴药流通之，且又有通便结之殊效，张先生书中论之甚详。此证服一月，便结得通，气短得缓，阴虚得纠正，后用衡通汤加人参以治之，子宫脱垂愈之缓也，当以三月为期，纠其气阴两虚，气陷得治则脱垂能愈。故滋肾阴之水、益肺气之虚为"金水相生法"。实则为治肺肾阴虚气虚恶性循环之肺肾同治法也。

第三节　妇人腹痛

师承切要

师承切要者，师承张锡纯先生"妇人腹痛"论治之精要，以及自己领悟与运用张先生之学说及临床的心得体会，力求切中要点。书中之活络效灵丹、温通汤、理饮汤、理痰汤、理冲汤、温冲汤诸方论治，从整体出发，辨证论治，找出病因为肾阳虚衰、血虚失荣、气滞血瘀、湿热蕴结及寒湿凝滞，偏差为冲任虚衰，胞脉失养，"不荣则痛"，冲任阻滞，胞脉失畅，"不通则痛"。纠正偏差，抓主证，临证用衡通法组方，视其所偏，用对证之方或对证之药一二味专攻其处，又加补药以为之佐使，是以邪去正气无伤损。书中之既济汤、来复汤、升陷汤、理血汤诸方论，药物编中之山萸肉、当归、乳香、没药、鸡内金、三棱、莪术、穿山甲、附子、桂枝、三七解等及医论、医话编中皆有论及，读者宜细读之，博览群书，于无字句处读书，触类旁通，有是证用是方，有是证用是药，用于治疗西医学之盆腔炎、子宫颈炎、子宫肥大症及盆腔瘀血症等引起的腹痛。

李静讲记

中医妇科学论妇人腹痛诸型论治甚详且备，临证不可为西医辨病之"炎症"一词所拘，急性炎症非尽湿热，慢性炎症也非尽属瘀血与气滞。

每见急性炎症者即有气血瘀滞与湿热并重指征，慢性炎症也有湿热并重夹气滞血瘀之时。故用妇科学诸型辨证论治为治其常，用张锡纯先生活络效灵丹与理冲、温冲、温通诸方辨证论治为变法。

临证时，初病验其舌苔，久病验其舌质。舌淡属气虚，舌紫即属瘀，舌中有裂纹即属气滞。舌尖有红紫斑点高出舌之表面属瘀热，舌尖之红紫斑点未高出舌面则属瘀而且虚之热。舌边有齿痕即属脾虚，舌光无苔则属阴虚，舌嫩紫舌尖有细小红紫斑点即属阴虚瘀热，舌紫苔薄则属气血瘀滞风胜且燥，舌淡苔白润滑属风寒湿，舌淡紫苔白润滑则属风湿夹瘀。舌紫暗尤其是舌尖边紫暗属瘀斑。结合脉之有力无力，验舌与辨脉，再辨病与辨证结合，即可辨出"不荣则痛"需多补少通与"不通则痛"之多通少补之理。

辨有湿热即有炎症需疏通气血与清热祛湿法并用，虚加补药。舌尖边有紫暗斑点者属瘀结之重者，活络效灵丹方当为首选，乳香、没药为主药，用量可视其体质，不可拘于各 15 克，体质强壮者用生者可，体质差者可用制者，且需服时加砂糖以护胃，此为治妇人腹痛之经验，若用他药其效必差，疏方时告知病人服时加糖为要。乳香、没药张锡纯先生擅用之，主要用于气血瘀滞之积结，化瘀散结止痛是其殊功，唯生药有异味，于胃不利是其缺点。

释疑解难

案例辨析一：

《医学衷中参西录》书中验案

南皮张某妻年三十余。十年前，恒觉少腹切疼。英女医谓系子宫炎症，用药数次无效。继乃谓此病如欲除根，须用手术剖割，将生炎之处其腐烂者去净，然后敷药能愈。病患惧而辞之。后至奉，又延东女医治疗，用坐药兼内服药，数年稍愈，至壬戌夏令，病浸增剧，时时疼痛，间下脓血。癸亥正初，延愚延医。其脉弦而有力，尺脉尤甚。自言疼处觉热，以凉手熨之稍愈，上焦亦时觉烦躁。恍悟此证，当系曾受外感热入血室，医者不知，治以小柴胡汤加石膏，外感虽解，而血室之热未清。或伏气下陷入于血室，阻塞气化，久而生热，以致子宫生炎，浸至溃烂，脓血下注。为疏方，用金银花、乳香、没药、甘草以解其毒，天花粉、知母、玄参以清其热，复本小柴胡汤之义，少加柴胡提其下陷之热上出，诸药煎汤，送服三七细末二钱，以化腐生新。连服三剂病似稍轻，其热仍不少退。因思此证，原系外感稽留之热，非石膏不能解也。遂于原方中加生石膏一两，后渐加至二两，连服数剂，热退强半，疼亦大减。遂去石膏，服数剂渐将凉药减少，复少加健胃之品，共服药三十剂痊愈。后在天津治冯氏妇此证，亦用此方。中有柴胡，即觉脓血不下行，后减去柴胡，为之治愈。

案例辨析二：

林姓女，25岁，主诉腹痛，数次经医不效。视其舌红紫，舌尖有红紫斑点高出舌面，苔白薄腻，脉弦，辨证属气血瘀滞夹热郁结。治以衡通止痛汤合五味黄连解毒汤加减：

当归、川芎、桃仁、红花、赤芍、柴胡、川牛膝、枳壳、桔梗、生地黄、乳香、没药、炮山甲、三七粉（药汁送服下）各10克，生白芍、炙甘草、山萸肉各30克，黄连3克，黄芩10克，大黄3克，每日一剂，嘱服3周，水煎服。

后一周诉有腹泻，疼痛未减，嘱上方加羚羊角丝6克。

服两周疼痛方减，视其舌红紫减，舌尖之红紫斑减少，将羚羊角丝、大黄减去，又服一周，舌尖红紫斑大部已消，疼痛止。

一月后又诉右胁下暴痛，与处方白茅根50克，白芍、炙甘草、桑寄生各30克，羚羊角丝6克，3剂。

学生曾泽林：临床上此证颇多，老师每以衡通止痛汤加减治之取效。方中的乳香、没药有时用有时不用，其用量也不同，有时加桂枝、附子，而且效果大多非常明显，请老师将方意讲解一下，以便临证运用，还有腹痛的辨治要点是什么？

李静：衡通止痛汤是从张锡纯的活络效灵丹扩充而来，比较适合现代人病之诸般疼痛。此方为衡通汤加乳、没各10克，白芍、炙甘草、山萸肉各30克而成。师张先生活络效灵丹之意，用衡通汤加乳、没疏通气血，芍药、甘草、山萸肉缓急止痛。治气血凝滞、疚癖癥瘕、心腹疼痛、腿疼臂疼、内外疮疡，一切脏腑积聚，经络湮淤。即现代病之肿瘤癌症，内科、外科、五官科、男科、妇科、皮肤科诸般气血瘀滞而致疼痛者。证偏热者加羚羊角、金银花、白茅根、连翘。偏寒加桂枝、附片、鹿角胶。偏湿加滑石、土茯苓。气虚加人参、黄芪，血虚加阿胶。肿瘤及癥瘕瘀积者则虫类药全蝎、蜈蚣、壁虎、蛇蜕、生水蛭等皆可酌情加用之。

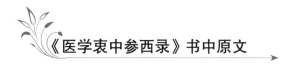

《医学衷中参西录》书中原文

活络效灵丹

治气血凝滞，疚癖癥瘕，心腹疼痛，腿疼臂疼，内外疮疡，一切脏腑积聚，经络湮淤。

当归五钱，丹参五钱，生明乳香五钱，生明没药五钱。

上药四味作汤服。若为散，一剂分作四次服，温酒送下。腿疼加牛膝。臂疼加连翘。妇女瘀血腹疼，加生桃仁（带皮尖作散服炒用）、生五灵脂。疮红肿属阳者，加金银花、知母、连翘。白硬属阴者，加肉桂、鹿角胶（若恐其伪可代以鹿角霜）。疮破后生肌不速者，加生黄芪、知母（但加黄芪恐失于热）、甘草。脏腑内痛，加三七（研细冲服）、牛蒡子。

李静讲记

凡治腹痛证，首需辨其寒热虚实。凡可攻者则攻之，凡不可攻者则用此兼备法，即衡通止痛汤法。舌红紫苔厚腻、脉弦或滑实者属实，可攻，可加大黄以下之，其效必速。舌淡红苔薄、脉无力非实，需缓急止痛，白芍、炙甘草各 30 克，白芍可加重其量，再加山萸肉。若舌尖舌边有暗瘀斑者即属瘀血，苔多薄滑，则乳香、没药为必用之品。舌红嫩苔薄、偏有肝肾阴虚者加桑寄生、枸杞子、阿胶。舌淡或淡紫苔白润滑者属偏寒，可加桂枝、附子、生姜。四肢经络疼痛之偏寒者，加桂枝、鸡血藤、大蜈蚣；偏热者加连翘、桑枝、地龙；苔白腻属风湿，加滑石、土茯苓、生薏苡仁；苔薄黄或白腻薄而干燥属风湿热，加银花藤、丝瓜络。舌红紫舌尖有红紫斑属血热之痹，加羚羊角、白茅根、生石膏。

活络效灵丹治气血瘀滞诸般疼痛与疮疡本属极效之方，然其用生乳、没各 15 克，此二药药味怪异，大多服后胃纳难受，故我往往小其量，各用 10 克，体虚者则用 6 克或更小至 3 克。而用量小则恐其止痛效果不佳，故于无形之结者往往需加用芍药、甘草再加山萸肉，于有形之结者则必用之，每嘱煎药后加红砂糖服之以护其胃。乳、没散瘀结止痛可从张锡纯先生书中悟出，先生在定心汤中用乳、没只 3 克是用于散其瘀滞之结，而在活络效灵丹中各用至五钱是用于化瘀散结而止痛可知。多年经验证明，乳、没二药治无形之结可用但量须轻，治有形之结量则须重，治肿瘤与癥瘕积聚亦然。三棱、莪术、生鸡内金、生水蛭皆可化瘀散结，但用于瘀结之有形且疼痛者则非乳、没二药不可也。

第四节　癥　瘕

师承切要

师承切要者，师承张锡纯先生"癥瘕"论治之精要，以及自己领悟与运用张先生之学说及临床的心得体会，力求切中要点。书中理冲汤及丸、活络效灵丹、理饮汤、理痰汤、温冲汤、温通汤等诸方论治，从整体出发，辨证论治，找出病因以气滞、血瘀、痰湿及妻热为多见。偏差多因脏腑不和，气机阻滞，瘀血内停，气聚为癥，血结为瘕。纠正偏差，抓主证，主证为妇女下腹有结块，或胀，或满，或痛，现代女性病因气血瘀滞而错综复杂，临证用衡通法组方，视其所偏，用对证之方或对证之药一二味专攻其处，是为抓主证，又加补药以为之佐使，是以邪去正气无伤损。书中之十全育真汤、升陷汤诸方论，药物编中之生水蛭、鸡内金、三棱、莪术、穿山甲、三七、人参、黄芪、当归解等及医论、医话编中皆有论及，读者宜细读之，博览群书，于无字句处读书，触类旁通，其"论女子癥瘕治法（附：化瘀通经散）"论治"癥瘕"，即相当于西医学的内生殖系统肿瘤。

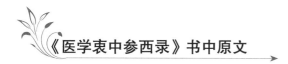

《医学衷中参西录》书中原文

论女子癥瘕治法

女子癥瘕，多因产后恶露未净，凝结于冲任之中，而流走之新血，又日凝滞其上以附益之，遂渐积而为癥瘕矣。癥者，有实可征，在一处不移。瘕者，犹可移动，按之或有或无，若有所假托。由斯而论，固甚于瘕矣。此证若在数月以里，其身体犹强壮，所结之癥瘕犹未甚坚，可用《金匮》下瘀血汤下之。然必如《金匮》所载服法，先制为丸，再煎为汤，连渣服之方效。若其病已逾年，或至数年，癥瘕积将满腹，硬如铁石，月信闭塞，饮食减少，浸成痨瘵，病势至此，再投以下瘀血汤，必不能任受；即能任受，亦不能将瘀血通下。唯治以拙拟理冲汤补破之药并用，其身形弱者服之，更可转弱为强。即十余年久积之癥瘕，硬如铁石，久久服之，亦可徐徐尽消。

李静讲记

气滞型治以疏肝解郁，行气散结，血瘀型治以活血破瘀，散结消癥。气滞血瘀之体偏虚者，张锡纯先生之理冲汤、丸可为主方。痰湿型舌淡胖，苔白腻，脉弦滑，为湿痰内阻之征，治以除湿化痰，散结消癥，参以理气活血之法，则理饮汤、理痰汤为主方。毒热型舌红，苔黄腻，脉弦滑数，为湿热毒邪内蕴之征，则需用活络效灵丹为主方，毒热重合用鸦胆子，有毒用其攻毒。于无字句处读书，触类旁通是也。张先生论其可治泻痢毒淋之毒热，则可治癥瘕之毒热之理也。

释疑解难

案例辨析一：

《医学衷中参西录》书中验案

天津张氏妇，年近四旬，自言："五年之前，因产后恶露未净，积为硬块，其大如橘，积久渐大。初在脐下，今则过脐已三四寸矣。其后积而渐大者，按之犹软。其初积之块，则硬如铁石，且觉其处甚凉。初犹不疼，自今年来渐觉疼痛。从前服药若干，分毫无效，转致饮食减少，身体软弱，不知还可治否？"言之似甚惧者。愚曰："此勿忧，保必愈。"因问其月信犹通否。言从前犹按月通行，今虽些许通行，已不按月，且其来浸少，今已两月未见矣。诊其脉，涩而无力，两尺尤弱。爰为疏方：生黄芪四钱，党参、白术、当归、生山药、三棱、莪术、生鸡内金各三钱，桃仁、红花、生水蛭各二钱，蟅虫五个，小茴香钱半。煎汤一大盅，温服。将药连服四剂，腹已不疼，病处已不觉凉，饮食加多，脉亦略有起色。遂即原方去小茴香，又服五剂，病虽未消而周遭已渐软。唯上焦觉微热。因于方中加玄参三钱，樗鸡八枚。又连服十余剂，其癥瘕全消。

案例辨析二：

尹姓女，52岁，初诊诉慢性肠炎数年，久治不愈。主诉胸闷、心悸、眠差、纳呆、乏力，脘痞腹胀疼痛，大便每日四五次且不成形，小腹部常有包块，时聚时散。视其面黄，偏瘦，舌紫，舌体胖大，舌尖边有齿痕凹陷，苔白腻垢，脉弦劲有力。辨证属癥瘕，肝郁脾虚，气机郁滞，气血痰与湿热瘀结，属有形之结之轻者。治当疏通气血，清热祛湿，方用衡通陷胸汤：

当归、川芎、桃仁、红花、赤芍、柴胡、川牛膝、枳壳、桔梗、炙甘草、生地黄、炮山甲、三七粉（药汁送服下）各10克，黄连3克，瓜蒌皮12克，瓜蒌仁18克（打碎），半夏10克。3剂，水煎服。

复诊，服药三剂，苔腻大减，上方加天花粉12克，6剂。

三诊，苔腻已祛，大便日减为三四次，仍不成形，腹仍隐痛，改用衡通益气汤，6剂。

四诊，胸闷、心悸减，仍纳呆。视其舌淡嫩紫暗，苔薄白舌根后略腻，脉弦偏硬，腹部按诊左少腹可触及大枣般大小之结块，改服理冲汤加附片12克，生山药、山萸肉各30克，白芍、炙甘草各18克，三七粉10克（药汁送服下）。

后以此方加减服至两月，大便减为日2次，腹痛次数减，仍用上方加减，改为两日一剂，又服二月，大便转为每日一次成形，腹痛消失，触诊包块消失，体重增加而停药。

卵巢肿瘤是常见的妇科疾病之一。可以是单侧或双侧性的，圆形或椭圆形的肿瘤。肿瘤大小不一，有良性、恶性和交界性之分，临床以良性多见。可发生于任何年龄，以育龄期妇女和更年期妇女多见。本病早期无明显症状，一旦发现则肿瘤已较大或已为恶性。本病的恶性程度高，是对生命威胁最大的肿瘤之一。

本病关键是早期发现、早期诊断和早期治疗。本病属于中医的"癥瘕""肠蕈"范畴。由于本病容易恶变，故保守治疗时要严密随访，经常进行 B 超和血 CA-125、癌胚抗原（CEA）、甲胎蛋白（AFP）等检查，必要时进行 CT 或核磁共振检查。

气血凝滞是主要病因之一，经期或产后受寒，寒凝血滞，或内伤情志，抑郁伤肝，气机不畅，气滞血也滞，气血瘀凝而致。若瘀积日久则可转变为癌症。

痰瘀凝结也是主因，忧思伤脾，脾虚生痰，痰饮停聚而阻滞气机，引起气滞血瘀，痰饮与血瘀搏结成块，而痰瘀久积亦可导致癌症。

第九章 前阴病

第一节 阴 痒

师承切要

师承切要者，师承张锡纯先生"阴痒"论治之精要，以及自己领悟与运用张先生之学说及临床的心得体会，力求切中要点。书中论"癞证治法"用治此证。从整体出发，辨证论治，找出病因为肝肾阴虚、肝经湿热、湿虫滋生，偏差为因肝肾阴虚，精血亏损，外阴失养而致阴痒，属虚证；因肝经湿热下注，带下浸渍阴部，或湿热生虫，虫蚀阴中以致阴痒，为实证。纠正偏差，抓主证，临证用衡通法组方，视其所偏，用对证之方或对证之药一二味专攻其处，又加补药以为之佐使，是以邪去正气无伤损。药物编中之蝉蜕、蛇蜕、全蝎、蜈蚣、天花粉、黄连、大黄解等及医论、医话编中皆有论及，读者宜细读之，博览群书，于无字句处读书，触类旁通，有是证用是方，有是证用是药，用于治疗西医学之外阴瘙痒症、外阴炎、阴道炎及外阴营养不良。

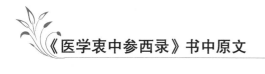

癫证治法

癫之为证，方书罕载。愚初亦以为犹若疥癣不必注意也。自戊午来奉天诊病，遇癫证之剧者若干，有患证数年，费药资甚巨不能治愈者，经愚手，皆服药数剂痊愈。后有锦州县戎某患此证，在其本地服药无效，来奉求为延医，服药六剂即愈。隔三年，其证陡然反复，先起自面上，状若顽癣，搔破则流黄水，其未破之处，皮肤片片脱落，奇痒难熬，歌哭万状。在其本处服药十余日，分毫无效，复来奉求为延医。其脉象洪实，自言心中烦躁异常，夜间尤甚，肤愈痒而心愈躁，彻夜不眠，若再不愈，实难支持。遂为疏方，用蛇蜕四条，蝉蜕、僵蚕、全蝎、甘草各二钱，黄连、防风各三钱，天花粉六钱，大枫子十二粒，连皮捣碎。为其脉洪心躁，又为加生石膏细末两半。煎汤两茶盅，分两次温饮下。连服三剂，面上流黄水处皆结痂，其有旧结之痂皆脱落，瘙痒烦躁皆愈强半，脉之洪实亦减半。遂去石膏，加龙胆草三钱。服一剂，从前周身之似有似无者，其癫亦皆发出作瘙痒。仍按原方连服数剂，痊愈。至方中之药，诸药皆可因证加减，或用或不用，而蛇蜕则在所必需，以其既善解毒（以毒攻毒），又善祛风，且有以皮达皮之妙也。若畏大枫子有毒，不欲服者，减去此味亦可。

李静讲记

中医妇科学诸法论治为常法，张锡纯先生论治之法为变法，主药为蛇蜕极有见地，我常师先生此论之意，疏通气血辨证用药时再伍用蜂房，以虫类药定风散结止痒。养其血、清其热、祛其湿与疏通气血之际，重用虫类药以定风，用药以与病机息息相符方可。辨证求因，内因

第九章 前阴病

表现于外者，治内为主，兼以外治。关键在于辨其虚、实、虚中夹实。总以找出偏差，纠正偏差，找出病因，祛除病因为大法。

释疑解难

案例辨析：

杜姓女，23岁，外阴红，瘙痒无度，白带多如乳酪状。舌紫，苔白滑，脉弦。此证西医辨病为念珠菌感染，中医辨证风湿热结。治用消风散：

白鲜皮9克，黄芩6克，大黄3克，研末送服，每服6～9克，每日三次，七天量。

外用：白矾、硼砂各10克，芒硝30克，开水化开泡洗，每日一次。

复诊，上方有效，仍用之。

学生李洪波： 消风散古已有之，且组成不同。老师又有消风散、衡通消风汤、衡通润燥消风汤之别。请老师将诸汤、散运用要点讲述之，临证变通之法讲述之，单方运用与简便方的运用，以及中西结合治疗相对应的要点是什么？

李静： 读用张先生书多年，每喜用张先生擅用之药，用单方治病，用验方组方。治过敏性荨麻疹、过敏性鼻炎属于风热证，舌红苔薄者，辨证当属风热风燥，每用蝉蜕一味研粉，每服3～6克，日两三次，每收佳效，可谓药简效宏。若舌红紫苔白腻滑者则辨证属风湿热燥，每用白鲜皮、黄芩、大黄组方制散，每服6～10克，日两三次。治过敏性鼻炎、过敏性荨麻疹、湿疹屡治屡验。临证视其所偏，舌红紫苔白腻或黄腻者属风湿热，用消风散。舌紫苔薄者属气血瘀滞，属血燥生风，故需活血，祛风先行血，血行风自灭即是此意。若舌淡苔白润滑者，属风寒湿燥，故需用活血润燥消风汤，有是证用是方药可也。

曾治朋友樊茂荣之牛皮癣得愈，后又诉患过敏性鼻炎多年，仍令服此三味消风散二月治愈。樊茂荣笑问曰：我牛皮癣你用此方治，我过敏性鼻炎你仍用此药治，能行吗？我笑答曰：你之牛皮癣属皮肤病，然病因是风湿热致血燥生风。而你之过敏性鼻炎仍属风湿热燥而致鼻窍堵塞不通，故仍需用疏散风湿热之方，故此方仍为对证之方。有是证，所以用是方。

曾用此三味消风散治一王姓女乙肝"大三阳"，每服散剂6克，日三次，服至三月"大三阳"得以转阴。此即对证之药即是良方，不论是乙肝还是鼻炎，还是过敏性荨麻疹，辨证舌红紫苔白腻滑，属风湿热燥者即可用之，要点在舌苔之滑而不润不燥为偏风重之证，用之可收风湿热得消散之功效。衡通消风汤则为衡通汤疏通气血与消风散风清热祛湿之药共用之，其效更速是也。用此方治上述诸证用之得当即效，用治脱发、白癜风、湿疹等偏风湿热燥者皆效。

第二节　阴　疮

师承切要

师承切要者，师承张锡纯先生"阴疮"论治之精要，以及自己领悟与运用张先生之学说及临床的心得体会，力求切中要点。书中治女科方中之消乳汤、活络效灵丹、内托生肌散方论，从整体出发，辨证论治，找出病因为湿热、寒湿，偏差多因湿热下注，蕴结成妻，或因正气虚弱，寒湿凝结，纠正偏差，抓主证，临证用衡通法组方，视其所偏，用对证之方或对证之药一二味专攻其处，又加补药以之佐使，是以邪去正气无伤损。书中之升陷汤、理血汤诸方论，药物编中之黄芪、知母、当归、乳香、没药、枯姜、天花粉、穿山甲、三七解及医论、医话编中皆有论及，读者宜细读之，博览群书，于无字句处读书，触类旁通，有是证用是方，有是证用是药，不可拘于病名，用于治疗西医学之非特异性外阴溃疡、前庭大腺炎脓肿破溃、外阴肿瘤继发感染等疾病。

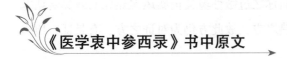

《医学衷中参西录》书中原文

消乳汤

治结乳肿疼或成乳痈新起者，一服即消。若已作脓，服之亦可消肿止疼，俾其速溃。并治一切红肿疮疡。

知母八钱，连翘四钱，金银花三钱，穿山甲二钱（炒捣），栝蒌五钱（切丝），丹参四钱，生明乳香四钱，生明没药四钱。

李静讲记

知其常方能明其变。张锡纯先生之消乳汤治湿热邪毒之阳证，活络效灵丹辨证施治可治阴证与半阴半阳证，内托生肌散可用于气虚邪恋证。

释疑解难

案例辨析：

陈姓女，32岁。因尿道口旁侧囊肿来诊。白带多，小便带血，周身乏力。视其舌紫红，苔白腻垢，脉弦而有力。辨证属湿热并重气血瘀滞，与服活络效灵丹加白头翁、生地榆，外用芒硝煎水泡洗。

活络效灵丹加味方

当归、丹参各15克，乳香、没药各10克，白头翁、生地榆各30克。7剂，水煎服。

外用：芒硝 100 克，煎汤泡洗，每日一次。

复诊，诸症均减，上方减白头翁、地榆量为各 15 克，7 剂。

学生曾泽林：每看老师用乳香、没药很少生用，而且未用至张锡纯书中原方之量，当是虑其药味怪异，恐怕于胃有碍，往往佐以他药。老师常论此二药与三棱、莪术皆可治结，张锡纯先生书中亦有论及，还请老师讲述乳香、没药二药的用法大要为盼！

李静：张锡纯先生在"十全育真汤"方论中曾述及三棱、莪术以通活气血，其论曰："愚于破血药中，独喜用三棱、莪术者，诚以其既善破血，尤善调气。补药剂中以为佐使，将资生纳谷为宝。无论何病，凡服药后饮食渐增者易治，饮食渐减者难治。三棱、莪术与参、术、芪诸药并用，大能开胃进食，又愚所屡试屡效者也。"又于三棱、莪术解中曰："如三棱、莪术性近和平，而以治女子瘀血，虽坚如铁石亦能徐徐消除，而猛烈开破之品转不能建此奇功，此三棱、莪术独具之良能也。而耳食者流，恒以其能消坚开瘀，转疑为猛烈之品而不敢轻用，几何不埋没良药哉。三棱、莪术，若治陡然腹胁疼痛，由于气血凝滞者，可但用三棱、莪术，不必以补药佐之；若治瘀血积久过坚硬者，原非数剂所能愈，必以补药佐之，方能久服无弊。或用黄芪六钱，三棱、莪术各三钱，或减黄芪三钱，加野台参三钱，其补破之力皆可相敌，不但气血不受伤损，瘀血之化亦较速，盖人之气血壮旺，愈能驾驭药力以胜病也。"

乳香、没药解中曰："其性皆微温，二药并用为宣通脏腑流通经络之要药。故凡心胃胁腹肢体关节诸疼痛皆能治之。又善治女子行经腹疼，产后瘀血作疼，月事不以时下。其通气活血之力，又善治风寒湿痹，周身麻木，四肢不遂及一切疮疡肿疼，或其疮硬不疼。外用为粉以敷疮疡，能解毒、消肿、生肌、止疼，虽为开通之品，不至耗伤气血，诚良药也。乳香、没药不但流通经络之气血，诸凡脏腑中，有气血凝滞，二药皆能流通之。医者但知其善入经络，用之以消疮疡，或外敷疮疡，而不知用之以调脏腑之气血，斯岂知乳香、没药者哉。乳香、没药，最宜生用，若炒用之则其流通之力顿减，至用于丸散中者，生轧作粗渣入锅内，隔纸烘至半熔，候冷轧之即成细末，此乳香、没药去油之法。"

从张先生论中可以悟出，三棱、莪术善破血，尤善调气，是以可通活气血。乳香、没药二药并用为宣通脏腑流通经络之要药。故凡心胃胁腹肢体关节诸疼痛皆能治之。又善治女子行经腹疼，产后瘀血作疼，月事不以时下。其通气活血之力，又善治风寒湿痹，周身麻木，四肢不遂及一切疮疡肿疼，或其疮硬不疼。不但流通经络之气血，诸凡脏腑中，有气血凝滞，二药皆能流通之。

因此，可以理解为，三棱、莪术擅治脏腑经络无形与有形之结，而乳香、没药擅治脏腑经络气血凝滞之结与疼痛。三棱、莪术、乳香、没药皆可治结，三棱、莪术长于治气滞血瘀之结，乳香、没药长于治血瘀气滞之结与疼痛。三棱、莪术长于治气滞血瘀之结之疼痛，而血瘀气滞之疼痛当以乳香、没药为必用之药。

学生李洪波： 三棱、莪术、乳香、没药用药指征是什么？临证如何掌握其用量呢？治疗疼痛用药要点是什么？

李静： 舌淡或淡紫，疼痛不明显者，往往用三棱、莪术，佐以参、芪，舌暗有瘀斑、疼痛明显者，为乳香、没药必用之指征。气血两虚之疼痛，白芍、炙甘草等量用之可缓解止痛，生甘草止痛则差，肝虚气衰之疼痛当以山萸肉为首选且可重用至60克或120克之多。偏寒之疼痛加用附子，偏热者加用羚羊角、金银花、连翘。